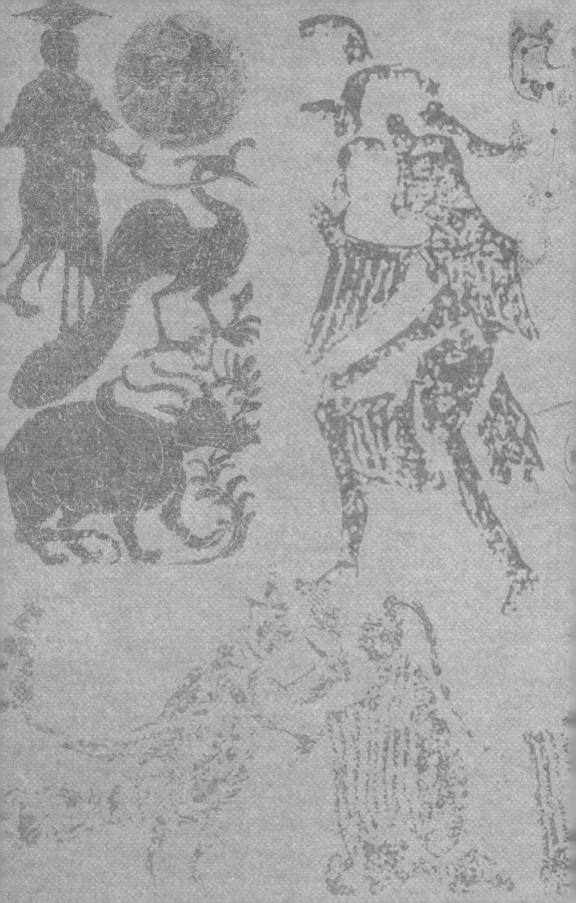

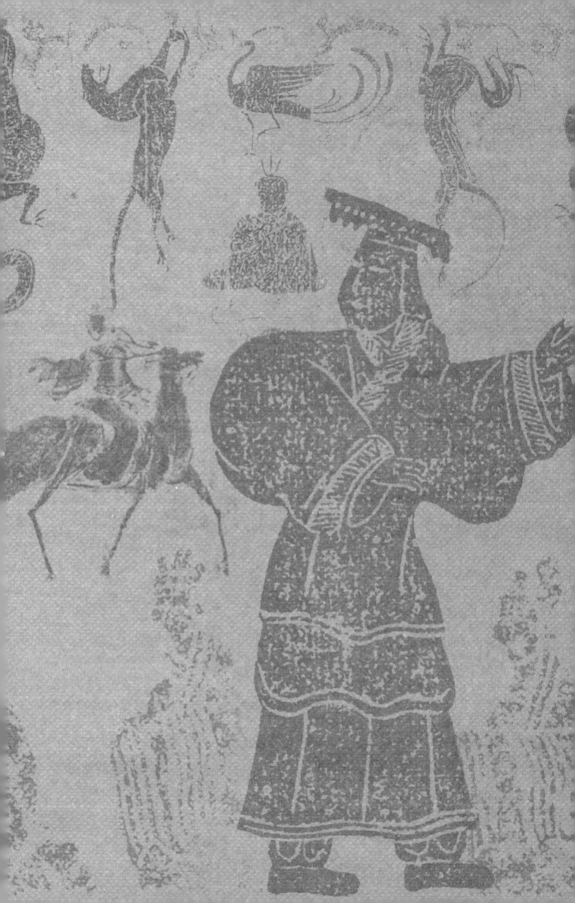

中国古医籍整理丛书

# 伤寒大白

清·秦之桢 著

赖谦凯 田艳霞 校注

中国中医药出版社

·北京·

图书在版编目（CIP）数据

伤寒大白／（清）秦之桢著；赖谦凯，田艳霞校注.
—北京：中国中医药出版社，2015.12
（中国古医籍整理丛书）
ISBN 978 - 7 - 5132 - 2199 - 3

Ⅰ.①伤… Ⅱ.①秦…②赖…③田… Ⅲ.①《伤寒论》
- 研究 Ⅳ.①R222.29

中国版本图书馆 CIP 数据核字（2014）第 284190 号

中国中医药出版社出版
北京市朝阳区北三环东路 28 号易亨大厦 16 层
邮政编码 100013
传真 010 64405750
三河市鑫金马印装有限公司印刷
各地新华书店经销
*
开本 710×1000 1/16 印张 17.75 字数 121 千字
2015 年 12 月第 1 版 2015 年 12 月第 1 次印刷
书 号 ISBN 978 - 7 - 5132 - 2199 - 3
*
定价 55.00 元
网址 www.cptcm.com

如有印装质量问题请与本社出版部调换
版权专有 侵权必究
社长热线 010 64405720
购书热线 010 64065415 010 64065413
微信服务号 zgzyycbs
书店网址 csln.net/qksd/
官方微博 http://e.weibo.com/cptcm
淘宝天猫网址 http://zgzyycbs.tmall.com

## 国家中医药管理局
## 中医药古籍保护与利用能力建设项目
### 组织工作委员会

**主 任 委 员** 王国强
**副 主 任 委 员** 王志勇　李大宁
**执 行 主 任 委 员** 曹洪欣　苏钢强　王国辰　欧阳兵
**执行副主任委员** 李　昱　武　东　李秀明　张成博
**委　　　　员**
各省市项目组分管领导和主要专家

　　（山东省）武继彪　欧阳兵　张成博　贾青顺
　　（江苏省）吴勉华　周仲瑛　段金廒　胡　烈
　　（上海市）张怀琼　季　光　严世芸　段逸山
　　（福建省）阮诗玮　陈立典　李灿东　纪立金
　　（浙江省）徐伟伟　范永升　柴可群　盛增秀
　　（陕西省）黄立勋　呼　燕　魏少阳　苏荣彪
　　（河南省）夏祖昌　刘文第　韩新峰　许敬生
　　（辽宁省）杨关林　康廷国　石　岩　李德新
　　（四川省）杨殿兴　梁繁荣　余曙光　张　毅
各项目组负责人

　　王振国（山东省）　王旭东（江苏省）　张如青（上海市）
　　李灿东（福建省）　陈勇毅（浙江省）　焦振廉（陕西省）
　　蔡永敏（河南省）　鞠宝兆（辽宁省）　和中浚（四川省）

## 项目专家组

| | |
|---|---|
| **顾 问** | 马继兴　张灿玾　李经纬 |
| **组 长** | 余瀛鳌 |

**成 员**　李致忠　钱超尘　段逸山　严世芸　鲁兆麟
　　　　　郑金生　林端宜　欧阳兵　高文柱　柳长华
　　　　　王振国　王旭东　崔　蒙　严季澜　黄龙祥
　　　　　陈勇毅　张志清

## 项目办公室（组织工作委员会办公室）

| | |
|---|---|
| **主 任** | 王振国　王思成 |

**副主任**　王振宇　刘群峰　陈榕虎　杨振宁　朱毓梅
　　　　　刘更生　华中健

**成 员**　陈丽娜　邱　岳　王　庆　王　鹏　王春燕
　　　　　郭瑞华　宋咏梅　周　扬　范　磊　张永泰
　　　　　罗海鹰　王　爽　王　捷　贺晓路　熊智波

**秘 书**　张丰聪

# 前 言

中医药古籍是传承中华优秀文化的重要载体，也是中医学传承数千年的知识宝库，凝聚着中华民族特有的精神价值、思维方法、生命理论和医疗经验，不仅对于传承中医学术具有重要的历史价值，更是现代中医药科技创新和学术进步的源头和根基。保护和利用好中医药古籍，是弘扬中国优秀传统文化、传承中医学术的必由之路，事关中医药事业发展全局。

1949 年以来，在政府的大力支持和推动下，开展了系统的中医药古籍整理研究。1958 年，国务院科学规划委员会古籍整理出版规划小组在北京成立，负责指导全国的古籍整理出版工作。1982 年，国务院古籍整理出版规划小组召开全国古籍整理出版规划会议，制定了《古籍整理出版规划（1982—1990）》，卫生部先后下达了两批 200 余种中医古籍整理任务，掀起了中医古籍整理研究的新高潮，对中医文化与学术的弘扬、传承和发展，发挥了极其重要的作用，产生了不可估量的深远影响。

2007 年《国务院办公厅关于进一步加强古籍保护工作的意见》明确提出进一步加强古籍整理、出版和研究利用，以及

"保护为主、抢救第一、合理利用、加强管理"的方针。2009年《国务院关于扶持和促进中医药事业发展的若干意见》指出，要"开展中医药古籍普查登记，建立综合信息数据库和珍贵古籍名录，加强整理、出版、研究和利用"。《中医药创新发展规划纲要（2006—2020）》强调继承与创新并重，推动中医药传承与创新发展。

2003~2010年，国家财政多次立项支持中国中医科学院开展针对性中医药古籍抢救保护工作，在中国中医科学院图书馆设立全国唯一的行业古籍保护中心，影印抢救濒危珍本、孤本中医古籍1640余种；整理发布《中国中医古籍总目》；遴选351种孤本收入《中医古籍孤本大全》影印出版；开展了海外中医古籍目录调研和孤本回归工作，收集了11个国家和2个地区137个图书馆的240余种书目，基本摸清流失海外的中医古籍现状，确定国内失传的中医药古籍共有220种，复制出版海外所藏中医药古籍133种。2010年，国家财政部、国家中医药管理局设立"中医药古籍保护与利用能力建设项目"，资助整理400余种中医药古籍，并着眼于加强中医药古籍保护和研究机构建设，培养中医古籍整理研究的后备人才，全面提高中医药古籍保护与利用能力。

在此，国家中医药管理局成立了中医药古籍保护和利用专家组和项目办公室，专家组负责项目指导、咨询、质量把关，项目办公室负责实施过程的统筹协调。专家组成员对古籍整理研究具有丰富的经验，有的专家从事古籍整理研究长达70余年，深知中医药古籍整理研究的重要性、艰巨性与复杂性，履行职责认真务实。专家组从书目确定、版本选择、点校、注释等各方面，为项目实施提供了强有力的专业指导。老一辈专家的学术水平和智慧，是项目成功的重要保证。项目承担单位山东中医药大学、南京中医药大学、上海中医药大学、福建中医药大学、浙江省中医药研究院、陕西省中医药研究院、河南省中医药研究院、辽宁中医药大学、成都中医药大学及所在省市中医药管理部门精心组织，充分发挥区域间互补协作的优势，并得到承担项目出版工作的中国中医药出版社大力配合，全面推进中医药古籍保护与利用网络体系的构建和人才队伍建设，使一批有志于中医学术传承与古籍整理工作的人才凝聚在一起，研究队伍日益壮大，研究水平不断提高。

本着"抢救、保护、发掘、利用"的理念，该项目重点选择近60年未曾出版的重要古医籍，综合考虑所选古籍的保护价值、学术价值和实用价值。400余种中医药古籍涵盖了医经、基础理论、诊法、伤寒金匮、温病、本草、方书、内科、外科、女科、儿科、伤科、眼科、咽喉口齿、针灸推拿、养生、医案医话医论、医史、临证综合等门类，跨越唐、宋、金元、明以迄清末。全部古籍均按照项目办公室组织完成的行业标准《中医古籍整理规范》及《中医药古籍整理细则》进行整理校注，绝大多数中医药古籍是第一次校注出版，一批孤本、稿本、抄本更是首次整理面世。对一些重要学术问题的研究成果，则集中收录于各书的"校注说明"或"校注后记"中。

"既出书又出人"是本项目追求的目标。近年来，中医药古籍整理工作形势严峻，老一辈逐渐退出，新一代普遍存在整理研究古籍的经验不足、专业思想不坚定等问题，使中医古籍整理面临人才流失严重、青黄不接的局面。通过本项目实施，搭建平台，完善机制，培养队伍，提升能力，经过近5年的建设，锻炼了一批优秀人才，老中青三代齐聚一堂，有效地稳定了研究队伍，为中医药古籍整理工作的开展和中医文化与学术的传承提供必备的知识和人才储备。

本项目的实施与《中国古医籍整理丛书》的出版，对于加强中医药古籍文献研究队伍建设、建立古籍研究平台，提高古籍整理水平均具有积极的推动作用，对弘扬我国优秀传统文化，推进中医药继承创新，进一步发挥中医药服务民众的养生保健与防病治病作用将产生深远影响。

第九届、第十届全国人大常委会副委员长许嘉璐先生，国家卫生计生委副主任、国家中医药管理局局长、中华中医药学会会长王国强先生，我国著名医史文献专家、中国中医科学院马继兴先生在百忙之中为丛书作序，我们深表敬意和感谢。

由于参与校注整理工作的人员较多，水平不一，诸多方面尚未臻完善，希望专家、读者不吝赐教。

国家中医药管理局中医药古籍保护与利用能力建设项目办公室

二〇一四年十二月

# 许 序

"中医"之名立，迄今不逾百年，所以冠以"中"字者，以别于"洋"与"西"也。慎思之，明辨之，斯名之出，无奈耳，或亦时人不甘泯没而特标其犹在之举也。

前此，祖传医术（今世方称为"学"）绵延数千载，救民无数；华夏屡遭时疫，皆仰之以度困厄。中华民族之未如印第安遭染殖民者所携疾病而族灭者，中医之功也。

医兴则国兴，国强则医强。百年运衰，岂但国土肢解，五千年文明亦不得全，非遭泯灭，即蒙冤扭曲。西方医学以其捷便速效，始则为传教之利器，继则以"科学"之冕畅行于中华。中医虽为内外所夹击，斥之为蒙昧，为伪医，然四亿同胞衣食不保，得获西医之益者甚寡，中医犹为人民之所赖。虽然，中国医学日益陵替，乃不可免，势使之然也。呜呼！覆巢之下安有完卵？

嗣后，国家新生，中医旋即得以重振，与西医并举，探寻结合之路。今也，中华诸多文化，自民俗、礼仪、工艺、戏曲、历史、文学，以至伦理、信仰，皆渐复起，中国医学之兴乃属必然。

迄今中医犹为国家医疗系统之辅，城市尤甚。何哉？盖一则西医赖声、光、电技术而于20世纪发展极速，中医则难见其进。二则国人惊羡西医之"立竿见影"，遂以为其事事胜于中医。然西医已自觉将入绝境：其若干医法正负效应相若，甚或负远逾于正；研究医理者，渐知人乃一整体，心、身非如中世纪所认定为二对立物，且人体亦非宇宙之中心，仅为其一小单位，与宇宙万象万物息息相关。认识至此，其已向中国医学之理念"靠拢"矣，虽彼未必知中国医学何如也。唯其不知中国医理何如，纯由其实践而有所悟，益以证中国之认识人体不为伪，亦不为玄虚。然国人知此趋向者，几人？

国医欲再现宋明清高峰，成国中主流医学，则一须继承，一须创新。继承则必深研原典，激清汰浊，复吸纳西医及我藏、蒙、维、回、苗、彝诸民族医术之精华；创新之道，在于今之科技，既用其器，亦参照其道，反思己之医理，审问之，笃行之，深化之，普及之，于普及中认知人体及环境古今之异，以建成当代国医理论。欲达于斯境，或需百年欤？予恐西医既已醒悟，若加力吸收中医精粹，促中医西医深度结合，形成21世纪之新医学，届时"制高点"将在何方？国人于此转折之机，能不忧虑而奋力乎？

予所谓深研之原典，非指一二习见之书、千古权威之作；就医界整体言之，所传所承自应为医籍之全部。盖后世名医所著，乃其秉诸前人所述，总结终生行医用药经验所得，自当已成今世、后世之要籍。

盛世修典，信然。盖典籍得修，方可言传言承。虽前此50余载已启医籍整理、出版之役，惜旋即中辍。阅20载再兴整理、出版之潮，世所罕见之要籍千余部陆续问世，洋洋大观。

今复有"中医药古籍保护与利用能力建设"之工程，集九省市专家，历经五载，董理出版自唐迄清医籍，都400余种，凡中医之基础医理、伤寒、温病及各科诊治、医案医话、推拿本草，俱涵盖之。

噫！璐既知此，能不胜其悦乎？汇集刻印医籍，自古有之，然孰与今世之盛且精也！自今而后，中国医家及患者，得览斯典，当于前人益敬而畏之矣。中华民族之屡经灾难而益蕃，乃至未来之永续，端赖之也，自今以往岂可不后出转精乎？典籍既蜂出矣，余则有望于来者。

谨序。

第九届、十届全国人大常委会副委员长

许嘉璐

二〇一四年冬

# 王 序

中医学是中华民族在长期生产生活实践中，在与疾病作斗争中逐步形成并不断丰富发展的医学科学，是中国古代科学的瑰宝，为中华民族的繁衍昌盛作出了巨大贡献，对世界文明进步产生了积极影响。时至今日，中医学作为我国医学的特色和重要医药卫生资源，与西医学相互补充、相互促进、协调发展，共同担负着维护和促进人民健康的任务，已成为我国医药卫生事业的重要特征和显著优势。

中医药古籍在存世的中华古籍中占有相当重要的比重，不仅是中医学术传承数千年最为重要的知识载体，也是中医为中华民族繁衍昌盛发挥重要作用的历史见证。中医药典籍不仅承载着中医的学术经验，而且蕴含着中华民族优秀的思想文化，凝聚着中华民族的聪明智慧，是祖先留给我们的宝贵物质财富和精神财富。加强对中医药古籍的保护与利用，既是中医学发展的需要，也是传承中华文化的迫切要求，更是历史赋予我们的责任。

2010年，国家中医药管理局启动了中医药古籍保护与利用能力建设项目。这既是传承中医药的重要工程，也是弘扬优秀民族文化的重要举措，不仅能够全面推进中医药的有效继承和创新发展，为维护人民健康做出贡献，也能够彰显中华民族的璀璨文化，为实现中华民族伟大复兴的中国梦作出贡献。

相信这项工作一定能造福当今，嘉惠后世，福泽绵长。

国家卫生与计划生育委员会副主任

国家中医药管理局局长

中华中医药学会会长

王国强

二〇一四年十二月

# 马 序

新中国成立以来，党和国家高度重视中医药事业发展，重视古籍的保护、整理和研究工作。自 1958 年始，国务院先后成立了三届古籍整理出版规划小组，分别由齐燕铭、李一氓、匡亚明担任组长，主持制订了《整理和出版古籍十年规划 (1962—1972)》《古籍整理出版规划（1982—1990)》《中国古籍整理出版十年规划和"八五"计划（1991—2000)》等，而第三次规划中医药古籍整理即纳入其中。1982 年 9 月，卫生部下发《1982—1990 年中医古籍整理出版规划》，1983 年 1 月，中医古籍整理出版办公室正式成立，保证了中医古籍整理出版规划的实施。2002 年 2 月，《国家古籍整理出版"十五" (2001—2005) 重点规划》经新闻出版署和全国古籍整理出版规划领导小组批准，颁布实施。其后，又陆续制定了国家古籍整理出版"十一五"和"十二五"重点规划。国家财政多次立项支持中国中医科学院开展针对性中医药古籍抢救保护工作，文化部在中国中医科学院图书馆专门设立全国唯一的行业古籍保护中心，国家先后投入中医药古籍保护专项经费超过 3000 万元，影印抢救濒危珍、善、孤本中医古籍1640余种，开展了海外中医古籍目录调研和孤本回归工作。2010年，国家财政部、国家中医药管理局安排国家公共卫生专项资金，设立了"中医药古籍保护与利用能力建设项目"，这是继1982～1986年第一批、第二批重要中医药古籍整理之后的又一次大规模古籍整理工程，重点整理新中国成立后未曾出版的重要古籍，目标是形成并普及规范的通行本、传世本。

为保证项目的顺利实施，项目组特别成立了专家组，承担咨询和技术指导，以及古籍出版之前的审定工作。专家组中的许多成员虽逾古稀之年，但老骥伏枥，孜孜不倦，不仅对项目进行宏观指导和质量把关，更重要的是通过古籍整理，以老带新，言传身教，培养一批中医药古籍整理研究的后备人才，促进了中医药古籍保护和研究机构建设，全面提升了我国中医药古籍保护与利用能力。

作为项目组顾问之一，我深感中医药古籍保护、抢救与整理工作的重要性和紧迫性，也深知传承中医药古籍整理经验任重而道远。令人欣慰的是，在项目实施过程中，我看到了老中青三代的紧密衔接，看到了大家的坚持和努力，看到了年轻一代的成长。相信中医药古籍整理工作的将来会越来越好，中医药学的发展会越来越好。

欣喜之余，以是为序。

中国中医科学院研究员

马继兴

二〇一四年十二月

# 校注说明

　　《伤寒大白》，四卷，清代医家秦之桢所著，初刻于清康熙五十三年（1714），是一部重要的伤寒专著。

## 一、作者及成书

　　秦之桢，生卒年不详。字皇士，一字思炟（一作垣），云间（今上海市松江）人，清代医家。他是明代名医秦昌遇之侄孙，少年时攻读儒学，后以医为业，尽得家秘，并有所发挥，在当地颇有名气。秦氏素有纂述之志，行医三十年后，潜心十载，承伯祖昌遇之遗著，编就《症因脉治》四卷（1706 年）。《伤寒大白》一书是其"格致之余，晚年之悟"，并"加以不二之心，不已之功"所得，是秦氏研究《伤寒论》数十载之结晶。另外，他还辑有《女科切要》（1677），未完稿，后由门人须用恒编次，陈曰寿增订成书。

## 二、版本源流及底、校本的选择

　　《伤寒大白》自清康熙五十三年初刻以来，目前知存六个版本，分别是清康熙五十三年甲午（1714）陈氏其顺堂刻本（简称"其顺堂本"）、清光绪九年癸未（1883）刻本上海味兰书屋藏版（简称"光绪本"）、清光绪十年甲申（1884）还读楼刻本、1915 年成都昌福公司铅印本（简称"昌福本"）、1922年吴门殷氏宁瑞堂石印本（简称"宁瑞堂本"）、滋兰书屋抄本。

　　现存版本中，初刻本为其顺堂本，其版式清晰，文字清楚，内容完整，品相较好，属于祖本和足本，故选为本次校注的底本。以光绪本为主校本，以昌福本和宁瑞堂本为参校本，同时以本书所引《伤寒论》（宋本）为他校本。

### 三、校注的原则、体例与方法

本书在整理过程中，在尊重原著、保持原书原貌的基础上，对原本进行标点、校勘、注释。具体问题的处理，原则如下：

1. 将原书竖排繁体字改为简化字横排，并以规范的现代标点符号对原书进行重新标点。

2. 原书中出现的异体字、古今字，均径改为正体、今字，不出校。底本因写刻致误的明显错别字，予以径改，不出校。

3. 原书中出现的通假字，保留原文不改，于首见处出注说明，并征引书证。

4. 校勘以对校、本校、他校为主，酌情运用理校。凡底本有误，予以纠正者，出是非性校记。如不能明确判断底本有误，但能提出倾向性意见者，出倾向性校记。无法判断何本义胜者，出异同校记。

5. 对原书中的冷僻难解及具有特定含义的字词、术语、典故等进行注释，释文力求简洁明晰，包括注字音、释词义、详出处等。

6. 文中反复出现的同一字词（含义相同），首次出注，下文不再一一注释。

7. 原书所列《伤寒论》条文，与《伤寒论》书中原条文有差异者，如不失原义，不出校记；若与原义有异者，则出校记予以说明。

8. “证”“症”二字在明清以前并未严格区分，因此，本书中当用“证”字者，大多采用“症”字，如“阴症”“阳症”“表症”等，为保持原书原貌，本次整理未作改动。

9. 在本次整理过程中，专有名词与今例不符者，改从通行今例。如"藏府"改为"脏腑","黄芪"改为"黄芪","石羔"改为"石膏","淤血"改为"瘀血","淤热"改为"瘀热","括蒌"皆改为"瓜蒌","山查"皆改为"山楂",不再出注。

10. 原书因刊刻于清康熙年间，避讳"玄"字，所以"玄、眩、弦"在书中皆少最后一笔，本次整理皆径改为本字。

11. 原书之前有高鉁、程昫所撰序，令以高序、程序为题别之。

# 伤寒大白序

　　医，仁术也，亦危机也。精其道可以活人，不精而尝试之，盛盛虚虚，致人夭枉者多矣。古之圣人，竭耳目心思之用，著书立说以诏后世，忧之至深而虑之至远也。然六气皆足以伤人，而寒之入人为最毒，人之受之者为最酷。仲景以一人之智，阐千载不传之秘，亦既方法并存、常变兼举矣。后之学者，不能致察于精微，形症弗辨，经络不分，冥心胶固，执成法以施之，无能为功，反以得咎，而仲景之旨亦因以晦。皇士秦先生，云间①奇士，早负宿慧②，学儒者之学，贯通百家，有心济世，不以医名而业日以精，迎浮云，窥深渊③，怡神消息④，了然心手之间；辨乎阴阳，分乎内外，验气运之推迁，因时度宜，以不失乎人情。故其所至，癃罢⑤以起，夭伤以愈，求治于门者屦⑥常满，而先生闭户谢客，以数十年经历，神合百世之上，潜心考证，笔之于书。癸巳秋，余以疾得交先生，因尽读枕中之秘，微言高论⑦，追踪往哲。《症因脉治》而外，尚有《伤寒大白》

---

　　① 云间：古地名。今上海市松江区。

　　② 宿慧：先天聪慧。

　　③ 迎浮云窥深渊：指观测自然规律。典出《素问·六微旨大论篇》。

　　④ 怡神消息：怡养心神，感知万物的消长，盛衰。消息，消长，盛衰。

　　⑤ 癃罢：指曲腰高背之疾，后泛指年老多病之人。癃，年老衰弱多病。罢，通"疲"。疲劳，疲乏。《孙子兵法·军争》："劲者先，罢者后。"

　　⑥ 屦（jù 句）：鞋子。

　　⑦ 微言高论：指言语含蓄精微，见解独到不同凡响。微言，精深微妙的言辞。

一书未经行世，亟请先生付梓①以传，庶几仲景之学复明，而先生之道日及于远，是亦生民之大幸也。

时康熙五十三年岁次②甲午夏月<br>
新安陈懋宽书于珠溪别业③

---

① 付梓：指书稿刻版印刷。
② 岁次：中国传统的表示年份的用语，也称"年次"，犹言"时值"。
③ 别业：别墅，另外的住处。

# 高 序

粤稽上古①，未有儒先有医。盖天生蒸民②，未生后稷教稼，周公、孔子教学，先生黄帝、神农 、岐伯尝百草，疗疾病。良以人免夭折，始得众庶。既庶矣，然后教稼以富之，讲学以教之。则知医者救生之本，耕者养生之源，教者人伦之道也。若是则保民莫先调养民病，然后富之、教之者也。于是留心医学，时切探讨。余原籍奉天，先大夫③参政京华，遂居辇毂④下。四方医士云集京邸，因闻天下明医出在松江⑤，然多高隐，未得来京，未获亲逢考究。自辛卯春迁任⑥吴阊⑦，得见云间秦子皇士之书，名曰《症因脉治》，施子宇瞻昆季⑧所刻也。症分外感内伤，治分经络表里，就症以审因，就因以审脉、审治。因叹，向闻松郡多明医，是书果为寿世⑨。但因远署⑩虞山⑪，先生又杜门却轨⑫，不得相朝夕。癸巳岁，开浚东江，未

① 粤稽上古：考察往古。粤，无实义，句首语气助词。
② 蒸民：百姓，众民。蒸，通"烝"，众也。《晋书·元帝纪》："知，蒸黎不可以无主。"
③ 先大夫：先父。
④ 辇毂（gǔ 股）：皇帝车驾，指代京师。语出司马迁《报任少卿书》。
⑤ 松江：古地名。今上海市松江区。
⑥ 迁任：升任，升职。
⑦ 吴阊（chāng 昌）：古地名，今苏州。
⑧ 施子宇瞻昆季：施宇瞻兄弟。昆季，兄弟。
⑨ 寿世：使世人长寿。寿，使动用法，使长寿。
⑩ 署：代理、暂任或试充官职。
⑪ 虞山：山名，位于常熟市内西北，此处指代常熟。
⑫ 杜门却轨：指杜绝宾客，不与人来往。杜门，闭门；轨，车迹。典出《后汉书·党锢传·杜密》。

得告竣，各工官会详申宪①，奉此按松②，而著书之秦子世居河上，遂讲论旬日。公余稍暇，怡息③其家，见架头有《伤寒大白》《女科切要》，词句分明，治法中病，果然大白也，切要也。此先生格致之余，晚年之悟，加以不二之心，不已之功④，始得如此。越明年，会新安陈子敬敷昆季捐赀寿梓，属⑤余为序。余念秦先生著作真大功也，实能生⑥死人、免夭折者也。陈君捐金付梓，非细德也，实与施昆季保民生、济众庶者也。余故乐为之叙。

时康熙岁次甲午夏现任苏州府
督理⑦苏松水师船政海防同知⑧年通家弟高鈵重南氏序

① 各工官会详申宪：工官们聚在一起报告工程情况。工官，我国古代掌管百工和官营手工业的官员；申宪，呈报。
② 奉此按松：因此巡视松江地区。按，巡视。
③ 怡息：怡养休息。
④ 以不二之心不已之功：用专一之心，并持续不断地努力。已，停止。
⑤ 属（zhǔ 主）：通"嘱"。嘱咐，托付。《史记·李斯列传》："以兵属蒙恬。"
⑥ 生：使动用法，使人复生。
⑦ 督理：监督治理。
⑧ 同知：明清时期官名，为知府的副职。

伤寒大白

二

# 程 序

天时有寒暑，地气有燥湿，人生其间，服食起居，一不得其中，不能无病。病思医，医则欲其必生。虽然①，余谓医能生人，亦能伤人。何则？盖医与儒一理也，儒理未明，则拘掌②陈迹，无论未读古人之书，即取诸名家书而尽读之，不能融洽其理，辄昧昧焉虚实未审，攻补乱投，虽蓍③、苓、参、术，不善用之，亦为鸩毒。夫医之为道，理甚微，旨甚奥，非殚其精思，搜其体要④，不可以尝试也。云间向多明医，余幼时即知有秦景明先生为一代神手⑤，年来余以胸膈之证久未能瘥，每思安得若人与之同时，必有善治之法。今秋得与其从侄皇士交，接膝而谈⑥，言言探本，闻其论议，便觉跃跃欲起。因知皇士先于儒理精通，故合之于医，洞若观火，真非俗下所能窥见一斑者也。夫秦子挟活人之技，而四方交书走币迎谒者踵相接⑦，使遨游南北之间，晋接⑧王公之第，声价可与良相

---

① 虽然：即使这样。

② 拘掌：拘泥。

③ 蓍：据文义当作"耆"，即"黄芪"。

④ 体要：大体，纲要。

⑤ 神手：有特殊技能的人。

⑥ 接膝而谈：促膝而谈。接膝，膝与膝相接，犹"促膝"。

⑦ 交书走币迎谒者踵相接：写信送礼迎接拜见的人太多了。走币，奉赠礼金；迎谒，迎接拜见；踵相接，脚后跟连着脚后跟，形容人众之多；踵，脚后跟。

⑧ 晋接：交接，接触。

等。乃闭门谢客，立意著书，焚膏继晷①，徒自苦何为者？秦子曰：医，济人者也。济人而不能疗一时之病，余心歉然；济人而不能疗天下、后世之病，余心亦歉然。宁以求名，宁以市利哉？于是汇集群书，阐发《症因脉治》，施子宇瞻昆季镌刻公世。今又融贯外感之原委，神明②其用药之精微，补先辈所未足，辨前注所偶讹，名曰《伤寒大白》，复得敬敷陈子付之剞劂③，此真不朽之盛事矣。余遂历览诸刻，不特景明先生有其真传，并岐轩以下诸名家无不赖以大白矣。是书行，虽天有寒暑，地有燥湿，人或为戾气所感，亦可以调和而无恙。医必若是，而始能生人，能生世世之人，岂儒理不明、拘牵④陈迹可以尝试乎？然而秦子之心苦矣，秦子之功大矣！乐而为之序。

　　　　　　　　　时康熙五十三年岁次甲午秋九月望⑤
　　　　　　　　　赐进士出身年家眷弟程珣白山氏序

---

　　① 焚膏继晷（guǐ 鬼）：夜以继日地工作或读书。膏，油脂，指灯烛；晷，日光。
　　② 神明：真正明白某事之奥秘。语出《易·系辞上》："神而明之，存乎其人。"
　　③ 剞劂（jī jué 基绝）：原指刻镂的刀具，后指雕板刻印。
　　④ 拘牵：拘泥。
　　⑤ 望：指农历每月十五日。

# 目 录

# 伤寒热病总论

黄帝曰：今夫热病者，皆伤寒之类也。岐伯曰：人之伤于寒也，则为热病。巨阳受之，头项痛，腰脊①强；阳明受之，身热，目疼，鼻干，不得卧；少阳受之，胸痛而耳聋。三阳经络皆受其病，而未入于脏者，故可汗而已。此言三阳经表症未入于里，故可发汗而已者。又曰：太阴受之，腹满而咽干；少阴受之，口燥、舌干而渴；厥阴受之，烦满而囊缩。三阴三阳、五脏六腑皆受病，营卫不行、脏腑不通，则死矣。此言阳邪传入三阴经而不愈者。又曰：未满三日，可汗之；其满三日者，可泄之。言"未满三日"者，非拘日数，言表症在前也；言"满三日"者，亦不拘日数，言里症在后也。按此乃是伤寒传经之阳症，非言寒中三阴不发热之纯阴症也。仲景于是补《内经》之缺，作《伤寒论》，阐发寒邪能伤阳经，而为传经热病；岂寒邪反不能伤阴经，而为直中阴经之阴症乎？于是详列六经，其各条下注明症形脉治，分别某者为表，某者为里，某者为传经之热病，某者为直中阴经之寒病，而同以《伤寒论》命名。故将冬月及令之正伤寒立论，而主发表，用麻黄汤、桂枝汤，攻里用三乙承气汤，其表里兼见之症，用小柴汤双解和解。惟有冬月正伤寒治法，而不及春夏秋三时之症。然其中默示，据寒悟热，据冬悟夏，据长沙之地以悟南方。其发表攻里，各因其症；寒热温凉，各随其时。察老少，辨强弱，分别方宜，比

---

① 脊：原作"背"，据《素问·热论》改。

例推详①，以冬月伤寒，未始不可广推春温、夏热之症。不明此旨者，因见《伤寒论》以阴症、阳症同卷，遂以阴症、阳症混而施治。即明识阴阳者，又以仲景冬月北方之麻黄、桂枝汤，妄治春夏秋三时南方之人，以致热病误用温热，变症百出。或以表邪不散，邪汗未出，烦躁不宁，误认里热烦躁，反用寒凉，遂至表邪不出。幸陶节庵②、王宇泰③发明仲景阴症、阳症各是一条，然于《伤寒论》原注中差误诸条，尚未改注明白。又于麻黄、桂枝汤下，不详注此方乃是治河北、长沙等处者，江浙地方即冬月亦宜详审。又不注明直中阴经之寒症，惟北方冬月有之，江浙东南，患此绝少。今东南所患之病，皆是早晚感冒风露，郁而发热，无汗恶寒，此乃是非时暴感之伤寒，从外而得，未有里热之寒热病也，故用败毒散、羌活防风汤辛温散表，不宜骤用苦寒。另有积热在内，外被寒邪所束，新寒而凝故热，遂发有表复有里之症。是以外见发热汗出，内兼喘呕作渴者，在春谓之风温，夏秋谓之暑热，此乃是热令时静而得之，有表邪之中暑寒热病也，宜用双解散、羌活冲和汤等散表清热。兼有食滞中焦，用保和平胃散消食和胃。又有积热在内，不冒寒邪外束，并无恶寒身痛、头痛腰痛、足冷拘紧、不能转侧之表症，但见唇焦口渴、烦躁引饮、多汗恶热、谵语便闭、里热之症，此乃是热令时动而得之，无表邪之中热瘅热④病也，宜用

---

① 比例推详：比照事例来推察。比例，近似的事例；推详，推究审察。

② 陶节庵：即陶华。明代医家，字尚文，号节庵、节庵道人。撰《伤寒六书》《伤寒全生集》《伤寒点点金书》等书。

③ 王宇泰：即王肯堂。明代医家，字宇泰，号损庵，自号念西居士。撰《证治准绳》《医镜》《肯堂医论》等书。

④ 瘅（dān 丹）热：病名，泛指热性病。

白虎汤、凉膈散、三黄巨胜汤、导赤各半汤，有下症者，三乙承气汤。明此三条，则治表邪之热病，治里邪之热病，治有表邪复有里邪之热病，井井不乱矣。

## 验舌色论

伤寒表里轻重，验舌色亦得大半。杜青碧①有三十六法，反觉太繁。今余分立白胎②、黑胎、黄胎、燥胎、滑胎，五者以为要。舌色如常，身虽大热，是表热里未有热也，但治其表。如见白胎而滑，邪在半表半里，未入于里也，但宜和解。若见黄胎者，热在胃家；胎黄而干裂者，热已入里，宜清里热，若有下症者，可以下之。若见黑胎者，有二条分别：黑而焦裂硬刺者，里热已极，火极似炭之胎也；黑而有水、软润而滑者，里寒已甚，水来克火之寒胎也。以上五者，验舌之大节目③也，然仍要看症切脉以参定之。如舌上黑胎，燥裂有刺，此里热无疑矣，然或身痛，或足冷，或无汗，或脉浮，或脉伏，仍从表症治之。虽不可用辛温之药，必宜辛凉散表，然后清里。若过用清热，则表汗不出，表邪不解。又如舌上生胎，口渴不能消水，脉浮大不数，服清热之药，反加谵妄神昏，此症多见不治。以舌胎主里热，渴宜消水，脉宜沉数，症脉相反故耳。然余以渴不消水，脉滑不数，拟以食滞，用消导治之，亦有生者。自此则知表邪夹食之症，亦有舌胎生刺者也。大凡察病人之舌，沿边缺陷如锯齿口者，此不治之症也。

---

① 杜青碧：即杜本，元代医家，字伯原，号清碧先生。撰《伤寒金镜录》。

② 胎：同"苔"。下同。

③ 节目：关键。

## 验口唇论

伤寒验口中干湿，可以定其症之表里轻重，然验口更当验唇。口唇关手足阳明肠胃二经，又关手足太阴脾肺二脏。故验唇色红润，里未有热，但宜辛温散表；唇色干枯，里已有热，宜清里；唇色焦黑，烦渴消水，里热已极，当用凉膈散等。又有谵语发狂，唇色干焦，服寒凉而热不减，此食滞中焦，胃中蕴蓄，发黄发热，是以用凉药则食滞不消，用辛散则碍里热，宜以保和散冲竹沥、芦葡汁，或栀子豆豉汤加陈枳实治之。上唇属肺与大肠，上唇焦而消渴饮水，热在上，主肺；上唇焦而不消渴饮水，热在下，主大肠有燥粪。下唇属脾与胃，下唇焦而消渴饮水，热在阳明胃；下唇焦而不消渴饮水，热在太阴脾。余今发明里热唇焦、食滞唇焦、积热伏于血分而唇焦，惟以渴不渴、消水不消水分别。然食滞唇焦，又有食滞已久，蒸酿发热，亦能作渴消水，又当参脉象若何。脉若滑大不数，食未蒸热，口亦不渴；若滑大沉数，食已发热，口亦作渴。故凡谵语发狂，脉滑不数，渴不消水者，亦以食滞治之。若以寒凉抑遏，则谵语发狂愈盛，甚则口噤不语也。

## 验二便论

医者欲知病人脏腑，必要问其从内走出者，故凡病当验二便。仲景以小便不利、小便赤，定伤寒里热；以小便利、小便白，定里无热；以大便不通、大便硬，定其里热；自下利、下利厥冷，定其里寒。故治病以二便定人寒热，以二便定人燥湿，以二便定人虚实，再无差误。然论二便亦宜细详。例如大便干结，知其热矣，然大便滑泄，黄色为热，人多忽之矣。小便黄赤，知其热矣，然小便色白而混浊，亦为热，人多忽之矣。又如大便干结，知其热矣，亦有血枯津渴①，用不得苦寒者。又如小便黄赤，知其热矣，亦有食滞中焦，黄赤混浊，用寒凉反不清，用香燥辛温而清利者。

## 辨脉论

伤寒，症有表里阴阳四大关节，脉有浮沉迟数四大分别。夫浮则为表，沉则为里，迟则为寒，数则为热，此以浮沉分表里，迟数分寒热者也。夫伤寒，热病也，其脉必数；中寒，阴症也，其脉必迟。若见数脉，即症在阴经，亦是阳邪传入之热病；若见数脉，即手足厥冷，亦是热深厥深、阳症似阴之假像。故治伤寒，一见浮数，此是表有邪热，当照三阳发表治之。若一见沉数，此是里有热邪，即表症急者，虽先治表，然亦禁辛温，而用辛凉双解之法，苟表症一解，即当清里。此以脉之发现二条而论也。若沉伏之脉，有三条分别：有阳症脉沉伏，非阴症里寒也，阳邪内伏，不得作汗外出，禁用寒凉，只宜升散表邪，则汗出而脉亦出；又有阳症脉微，此正气虚微，不得作汗，用发表之药，以散阳邪，加人参少许，助正气虚微，则散表之药，得人参愈能散表，虽阳症阴脉之死症，如此治之，亦有得生者；又有脏气虚寒，脉见沉迟，此阴症中寒也，急宜温经救里。此以沉脉中，别出伏邪、正虚、阴寒三条者也。夫阴症脉沉者，沉而迟漫②分明者也；伏邪脉沉者，沉而伏匿，急数模糊者也；正虚脉微者，不拘浮沉，脉来衰微，按久无力者

---

① 渴：据文义当作"竭"。

② 漫：流溢。此处形容迟脉间隔呈脉势流溢之状。

也。故凡迟漫分明者，里寒也；沉伏不出者，表邪不得发越也；阳症脉微者，邪盛正虚也。今有阳邪之症，而见沉伏之脉，误认阴症而用温热，阳邪内发，死不旋踵①。若见烦躁不宁，误用寒凉，则表汗抑遏。故切脉之道，先分症是何症，然后以脉消息②者也。夫脉沉当下，若表症急者，仍先散表。脉浮当汗，若里有热者，又不得不和解表里；下症急者，又不得不双解表里。

## 南北方宜发表不同论

仲景以太阳冬月司令之伤寒，酌以麻黄汤治寒邪伤营、无汗发热之表症；以桂枝汤，治风邪伤卫、有汗发热之表症。然此按北方方宜，分经络，立规矩，为后世指南者也，施治三时、施之江浙则不合。赖陶氏发明仲景麻黄、桂枝二汤，此治冬月正伤寒之方，非治春夏秋三时之热病，易以羌活冲和汤，实为至当。但失注麻桂二汤乃是北方治法，江浙东南即冬月亦不宜用。即或内无积热，偶冒暴寒，未经郁热者，暂亦用之，然不可为常法。如此分别，后人判然，不以仲景麻黄、桂枝藉口。然羌活冲和汤，解表清里、和解三阳之方，但可治三时表里兼见之症，若纯是表邪外束，则生地、黄芩，原非发散寒邪之药。余今以羌活败毒散发散三时太阳纯表之症，以羌活冲和汤和解太阳表里俱见之症，次以葛根汤以治阳明纯表之症，以干葛石膏汤为阳明和解之方，再以柴葛解肌汤治少阳阳明表里居多之症，又以小柴胡汤为少阳和解之方，如此虽变仲景之方，以合

---

① 旋踵：调转脚跟，比喻时间极短。
② 消息：斟酌。

江浙方宜，实遵仲景之旨也。

## 南北方宜清里相同论

仲景清里方法，以里有结热，即当清里，故立五苓散以清太阳里热，立白虎汤以清阳明里热，立黄芩汤以清少阳里热。若热结大肠、下症悉具者，有承气汤以下之。又有三黄汤、凉膈散、导赤各半汤、黄连泻心汤，通治三焦里热之症。盖因里热煎熬，津液有立尽之势，故清之以存津液。然则清里之法，不特南方应如此，夏秋应如此，即冬月、即北方亦如此者。陶氏云：发表之药，三时不得与冬月正伤寒同治，惟清里可与冬月正伤寒同治。陶氏分别时令，今余更分南北宜。夫北方寒凉之地，又加之冬月伤寒，时令方宜，皆宜辛温散表，故立桂枝麻黄主治；若南离巳午之地①，发表之药不与北方同治，惟清里之药南北可同者。

## 三阴经热病论

三阳经有阳症，无阴症。三阴经有阴症，有虚症，人多知之，三阴经阳症，则有不知者。仲景深恐后人惑此，故详注从阳经先发热，后传至三阴者，乃是传经之热病，名曰伤寒，此即《内经》所谓热病之条。若初起不发热，乃是直中阴经之寒病，名曰阴症。后人因见阴症、阳症同在篇中，误认热病传入三阴亦是阴症。又误认初起虽有热病，今日久手足皆冷，六脉沉细已变阴病。不知初起发热已是热病根源，或失于散表而表邪内陷，或失于清里而里热内伏，传入阴经而手足反冷，经虽

---

① 巳午之地：巳午属火，故主南方。

属阴，症则阳症，此乃是阴经热病，非变阴症。例如太阴病手足自温、当发身黄者，少阴病但厥无汗，少阴病心中烦不得卧者，少阴病下利咽痛、心烦者，少阴病下利六七日、心烦不得眠者，少阴病自利清水、心下必痛者，厥阴病下利、脉数而渴者，厥阴下利脉数、有微热者，厥阴下利欲饮水者，厥阴呕而发热、下利谵语者，凡此乃是阴经之热病，多用承气汤主治者。夫热既传于阴经，则热深厥亦深，身反无热，脉反沉细。不知手足厥冷，原能举动，不比阴寒厥冷、手足冷而不得动移者；身虽不热，唇口必干而焦，不比阴症之口中和而有水者；脉沉细，重按必细而带数，不比阴寒之脉、沉细而迟者。更有大分别者：三阴寒病，神志清爽；三阴热病，神识昏迷。三阴寒病，即口干不能饮水；三阴热病，口干必然消水，三阴寒病，二便清利；三阴热病，二便赤涩。一阴一阳，天壤各别者也。

## 三阴经寒病论

仲景深虑三阴经，有伤寒传入之热病，有直中三阴之寒病，二条关系甚大，故作《伤寒论》，注明如是者乃传经之热病，如是者乃直中阴经之寒病，并立篇中，互相发明，相得益彰。奈后人见同在篇中，不究何者为阴，何者为阳。不知伤寒热症，不独北方，南方亦有；中寒之症，惟北方有之，南方甚少。故仲景以不发热，神气清，小便白，六脉迟，口中和，不消水，定为三阴寒症，再无差误也。例如自利不渴者，属太阴，以其脏有寒故也，当温之，宜四逆汤辈；少阴病下利脉微、与白通汤者；下利清谷、里寒外热、手足厥逆者；厥阴病手足厥寒、脉细欲绝者；下利，手足厥冷无脉者，俱用四逆汤。凡此皆三阴寒症也。

## 阴症似阳论

阴症者，不从阳经传入，寒邪直中三阴之症也。夫阴症而见阴象，人人知之，设阴症而反见阳热之象，人则惑之矣。例如少阴病，下利清谷，里寒外热，手足厥逆，脉微欲绝，身反不恶寒，其面赤色，或咽痛者；厥阴伤寒六七日，不下利，便发热而利者；大汗出，热不去，内拘急，四肢疼者；与夫阴极发躁，欲坐泥水、井中者，凡此皆是阴症似阳之症。然究其实，则大有分别者也。按下利清谷，手足厥逆，已是阴症，且得脉微欲绝，则阴症更有确据；此之不恶寒，面赤色，乃是真阳外脱；此之咽痛，乃是虚阳上浮。又按三阳合病下利，初起即发热而利，今不发热，不下利，即初起不发热之互词①；直至六七日后发热下利，则发热乃真阳外越，下利乃是真阴下竭矣。再按阳邪之症，若大汗出，热必去；若大汗出，不拘急，四肢不疼。今大汗出，热反不去，反拘急，四肢反痛，则此之大汗出，非表邪之汗，乃是亡阳之汗；此之热不去，非阳邪之热，乃是虚阳外脱之热；此之拘急身痛，非表症之候，乃是亡阳身痛之候矣。

## 阳症似阴论

阳症者，即《内经》伤寒之热病也。使阳症而见热象，人所易知，阳症而反见阴寒之象，则人惑之矣。例如太阴病，下利日十余行，必自止，以脾家实，秽腐当去故也。少阴病，四逆，其人或咳或悸，四逆散主之；少阴病，自利清水，色纯青，

---

① 互词：同义词。

而用大承气汤者；厥阴病，手足厥冷，用吐之者；厥阴先发热而发厥冷，用四逆散者；凡此皆是阳症似阴之症。又如《原病式》云：阴厥者，元[①]病脉候，皆为阴症，身凉不渴，神志清爽，脉迟而微，未尝见一些阳症者也；阳厥者，元病脉候，皆为阳症，忽尔厥冷，烦渴昏沉，脉虽细而沉数，此是阳症似阴也。

## 宜发表论

宜发表者，邪在肌表，郁而发热，故用发汗散邪之法。症在太阳者，羌独败毒散煎汤连饮；里有热者，羌活冲和汤。此二方，即以麻黄、桂枝辛温汤中，化立辛凉散表，以治南方伤寒发汗解肌之法。症见阳明，则以干葛汤中去麻黄、桂枝，更名升麻干葛汤，平淡轻清之味。惟少阳一症，仍照小柴胡汤，但以寒多者，倍加羌活、防风，减黄芩治之。若三阳俱见症者，三经合参用药。故曰恶寒身痛者，宜发表；支[②]节烦疼者，宜发表；头痛项强者，宜发表；四肢常冷者，宜发表；四肢拘紧不能转侧者，宜发表；面赤身热，两足常冷，或脉沉伏者，宜发表；时刻呻吟，语言不足，无汗烦躁者，宜发表；身体乍轻乍重，转侧或难或易，宜发表；身痛乍在四肢，乍在胸背，到底无定者，宜发表；洒洒[③]恶风，皮肤大热，宜发表。以上三阳经表邪之症，故用发表之法。

---

① 元：原。
② 支：通"肢"。动物或人体的四肢。枚乘《七发》："四支委随。"
③ 洒洒：寒冷貌。

## 忌发表论

忌发表者，表邪已解，身汗已多，无表症，不必再用升提发散。故曰手足多汗，恶热不恶寒者，忌发表；口渴唇焦，热而消水者，忌发表；口燥咽干，脉沉而数，忌发表；潮热谵语，舌赤生刺，忌发表；心腹胀满，二便赤涩，忌发表。又有汗出太过，后反恶寒身痛，脉大而空，此是阳虚亡阳之症，宜温补真阳，更忌发表。若汗出太多，津液消耗，时或恶寒，时或身痛，脉细而数，似表症实非表症，此是阴虚生内热，宜养阴生津液，亦忌发表。又恶寒身痛，头痛项强，脉沉而细，此痉病血虚也，忌发表。

## 宜清里论

表邪已解，表汗已多，热邪传里，里有结热，宜清里。故心烦多汗，不得卧者，宜用黄连阿胶汤；恶热多汗，唇焦消水者，宜人参白虎汤；神志不清，脉沉数大者，宜陶氏导赤各半汤；口渴舌刺，潮热便闭者，宜凉膈散；赤瘢已透，多汗烦热者，宜化瘢汤；肠胃热结，大便不通，宜调胃承气汤；欲便而不得便，时转臭气，小腹胀满，下症悉具，宜三乙承气汤。

## 忌清里论

清里之药，但能解里热，不能解表热。故凡身热无汗，头痛身痛，忌清里；手足逆冷，身热脉伏，忌清里；脉浮身热，忌清里；瘢疹未透，忌清里；口干不渴，渴不消水，忌清里；二便清利，里无热结，忌清里；舌胎而滑，身热足冷，忌清里；身热面赤，表汗未彻，忌清里；谵语狂言，渴不消水，呕吐恶心，脉滑不数，痰食滞于中焦者，忌清里；瘀紫不化，口反不渴，脉反不数者，阳明湿毒，非血热也，忌清里；血畜①上焦，漱水不咽者，忌清里；胁痛干呕，口反不渴，水饮内停者，忌清里；阴极发躁，不能消水，脉迟下利，面赤戴阳者，阴症也，忌清里。

## 宜和解论

病在表则发汗，病在里则清下，病在半表半里则宜和解，病有表复有里则宜和解。和解之法，视某经有表邪，用某经发表药一二味以散邪；视某经有里热者，用某经退热之药一二味以清里。和解表里，内外分消而病愈矣。仲景以桂枝五苓散，和解太阳里多表少之症；越婢汤，和解太阳表多里少之症；干葛汤，和解阳明表多里少之症；干葛石膏汤，和解阳明里多表少之症；小柴胡汤，和解少阳半表半里之症。推而广之，二阳合病，有表复有里者，二味表药以解表，二味凉药以清里；三阳合病，有表复有里者，三味以解表，三味以清里。大凡和解之法，散表清里又加和中之药，助其胃气，和其表里。例如小柴胡汤，和解少阳症，以柴胡散表邪而治恶寒，以黄芩清里热而治发热，再加人参、甘草、广皮以和中气，而和解之义始彰，和解之名始称耳。

## 忌和解论

忌和解者，以和解之药发表清里，杂合互用者也。若表邪未散，误用和解，内有一半寒药，恐表汗不出；若热邪在里，

---

① 畜：通"蓄"。积聚，储藏。《穀梁传·庄公二十八年》："国无三年之畜。"下同。

误用和解，内有一半辛散之药，里热不宜。即遇一半表，一半里之症，仲景未尝概以和解施治。故曰表症急者，先发其表，后攻其里。与夫里症悉具，若有一些恶寒头痛之症，即当从太阳施治。故仲景于太阳症中，虽立和解之方而不明言和解，惟少阳症中，乃明言和解治法，深恐太阳表症居多，难于和解耳。少阳经络，已具半表半里，故宜和解，然亦必始太阳，而后传少阳乃可。若初起即见少阳，又兼太阳恶寒者，即为太阳少阳症，尚从太阳施治，亦不从少阳和解，方中惟加柴胡耳。

## 宜吐法论

宜吐法者，邪结中脘，食填太仓，痰饮内伏，胸前作痛，右关脉大，或反沉伏，或下部有脉，上部无脉，皆宜吐法。故曰病在膈上，病在胸中，宜吐之；食在上脘，胸满多痰，宜吐之。华佗云：伤寒三四日，邪在胸中，宜吐之。凡吐用瓜蒂散，或淡盐汤，或温茶汤，弱者用人参芦。然终不若家秘①吐法，欲散风只用防风一味，欲散结用枳壳一味，欲解烦用山栀一味，身痛用羌活一味，头痛用川芎一味，煎汤温服，少顷，即以鸟羽探吐，不伤胃气。

## 忌吐法论

忌吐法者，病不在上，胸无凝滞，不必吐之。仲景云：关上脉细，以医吐之过也。太阳病吐之，反不恶寒，不欲近衣者，此医吐之内烦也。少阳中风，两耳无所闻，目赤，胸中满而烦者，不可吐下。故凡老弱虚人，忌吐法；久病虚弱，忌吐法；

---

① 家秘：家传秘方。

内伤本元，忌吐法；六脉空大，忌吐法；脉细无神，忌吐法；胃虚食少，忌吐法；时时眩冒，忌吐法；胎前产后，忌吐法；痈疽溃后，金疮失血，忌吐法。古人虽以汗吐下三法以治外感，然吐下二法，亦要小心者也。

## 宜温经论

仲景于三阴篇详注温经救里之法，曰：太阴自利不渴，以其脏有寒故也，当温之；少阴病吐利，手足厥冷，烦躁欲死者，吴茱萸汤主之；少阴病下利脉微者，少阴病下利清谷里寒外热者，通脉四逆汤；少阴病脉沉者，急温之，宜四逆汤；少阴病饮食入口即吐，若膈上有寒饮，干呕者，不可吐，急温之；少阴病下利，脉微涩，呕而汗出，必数更衣①，反少者，当温之；厥阴病手足厥寒，脉细欲绝者，当归四逆汤主之。又伤寒脉促，手足厥逆者，可灸之。以上皆是三阴经中寒之阴症，故宜温经救里。

## 忌温经论

温经一法，但治直中阴经之中寒症。仲景同论《伤寒论》者，原以阴阳并立，互相查考，故同列一论，正所以分别伤寒阳症，中寒阴症也。后人不达本意，见同在《伤寒论》中，将谓伤寒中亦有中寒者，则误甚矣。故伤寒表邪发热多②恶寒，绝似中寒，忌温经；伤寒协热下利，洞泄水谷，绝似寒利，忌温经；伤寒热深厥深，四肢厥冷，绝似阴症，忌温经；伤寒阳

---

① 更衣：大便。
② 多：昌福本、宁瑞堂本皆无此字。

邪脉伏，绝似阴症，脉伏，忌温经；夏秋暑泻，身冷脉伏，绝似里寒，忌温经。

## 宜攻下论

宜攻下者，表汗已出，表邪已解，热结在里，而有诸般下症者。故仲景立诸承气汤以下燥粪，抵当汤、桃仁汤以下瘀血，大小陷胸汤以攻结胸，诸泻汤以攻痞满。然原分急下、可下、宜下、微和胃气、俟之、导法缓急轻重。故曰：身无大热，腹胀满，大便不通者，宜攻下；潮热多汗，大便硬，欲大便不得大便，时下臭气者，宜攻下；口燥咽干而渴，大便不通，手足濈濈①汗出，舌上胎黄者，宜攻下。以上下燥粪者也。小腹硬满，小便自利者，宜攻下；心下胀满，漱水在口，不得下咽者，宜攻下。此下淤血者也。误下后，身无热，脉不浮，心下硬痛，有下症者，宜攻下。此下结胸者也。按仲景攻下之法，不详于大便秘结条中，反详于自汗条内，良以攻下一法，最怕表邪未散，表汗未出，今自汗则表邪散者多矣。

## 忌攻下论

忌攻下者，有表邪未解，未可攻下者；有里气虚寒，不可攻下者；有津竭血燥，忌攻下者；有阳明不实，不必攻下者；有无一下症，不犯攻下者；有虽热无结，本非攻下者；有身热脉大，禁攻下者；有癍疹未透，攻下则内伏者；有邪汗未透，攻下则邪伏者；有手足不温，攻下则脉伏不出者。故曰：恶寒身痛，太阳症未罢，不可下；结胸症，脉浮大，不可下；阳明

---

① 濈（jí）濈：汗珠密集的样子。

病，面赤色，表症也，不可下；服小承气汤不失臭气者，无燥屎也，不可攻下；脉浮数者，表脉也，不可攻下；脉虚细者，正气虚也，不可攻下；伤寒热久，津液干枯，自汗复发其汗，津液重伤，不可攻下；与厥冷、虚家、久病、新产、脉微，并不可攻下也。是以仲景攻下真诀，惟以表症之解与不解，腹中气之转失①与不转失，脐腹之痛与不痛，脉之浮与不浮、实与不实，汗之多与不多，小便之利与不利，里热之甚与不甚，津液之干与不干，屎之硬与不硬、溏与不溏，以消悉②大下、微下、和之、俟之、导之之法，示后人临症斟酌，庶无早下、误下之患。

## 宜消导论

消导一法，《伤寒》未有条目，然细玩之，有云胸中邪气，胃中有燥粪五六枚，又以川连泻心汤消痞满，以栀子、豆豉加枳实治食复，比例而推，则伤寒夹食者，亦可拟以消导之治矣。余尝治外感兼有食滞者，用发表之药，汗不出，表不解，后用消导之法，而汗出病愈者。又尝用清里之药，而里热不除，后用消导而热退者。又尝治谵妄，用清热之味不效，后用消导而热退谵妄止者。更有癍痧内伏，连用升提而不出，用消导而癍现邪解者。癍痧不化，服化癍凉解之药，愈见昏沉，用消导而癍化神清者。如是则外感门汗、下、和解、温清之外，余又不得不补消导一法。仲景有下法，治下部大肠之实；余今补消导法，治上部胃家之实。夫大肠之实，在下部，行之即是消之；

① 失：《伤寒论》作"矢"。下同。
② 消悉：即"消息"，斟酌之意。

胃家之实，在上部，消之即是行之也。总之，发热不解，胸前饱闷，右关脉滑，宜消导；谵妄，口不干渴，不消水，脉大不数者，此食滞中焦也，宜消导；发狂奔走，强壮有力者，宜消导；口噤不语，如醉如痴，脉滑不数，口不干渴，此痰饮食滞也，宜消导。然消导之法，必要详明所伤何物，如谷食则用神曲、麦芽；肉食则用楂肉、三棱；面食用莱菔子；气食相凝，多加枳实；甘寒停食，平胃保和散加白豆蔻等，辛温以散之。

## 忌消导论

消导一法，原为内伤饮食而设，若外虽感冒，内不伤食，又何必消导？况有中气虚弱，不能运化，虚痰停结，症形似实，其实因虚致是，此实中有虚之症，原用不得消导者。故胸不饱闷，忌消导；右脉空大，胃脉双弦，忌消导；口燥消渴，久病不食，忌消导；时时泄泻，胃素有病，忌消导；曾服克伐在前，后乃停滞不化者，忌消导。

## 宜补虚论

邪之所凑，其气必虚。故凡外感症，必因元气虚，然后外邪入之。是以仲景一百一十三方，用人参者居半。盖以元气虚弱之人，患外感必用人参三五分，或入表药之中，扶元气，助药力，逐出表邪；或入和解药中，扶助胃气，敷布药力，和解邪气，内外分消；或入清里药中，退邪热，津液得以自还。例如治太阳表邪不解，脉弱不能作汗，而用人参败毒散者；少阳半表半里，用和解方中，加人参于柴胡汤者；阳明口燥舌干，用白虎而加人参者。夫曰补虚不过以人参少许，加入发表、和解、清里药中，同建祛邪去病之功，原非以人参加于补气养荣四君八物汤中，同行温补之例。

## 忌补虚论

伤寒用补，必得邪散病除，然后补其正气。若邪气方盛，不用祛邪，先用补药，则邪得补愈甚。方书云：留而不去，反成其实。是以伤寒初起，未经汗吐下者，忌补虚；阳明胃实，燥实痞满，忌补虚；胸膈饱闷，身痛无汗，忌补虚；热结在里，脉数沉实，忌补虚；烦燥闷乱，六脉潜伏，忌补虚；阳症似阴，小便赤涩，忌补虚；癍疹未出，忌补虚；大便结硬①，忌补虚；舌刺唇焦，忌补虚；神昏闷乱，忌补虚；热瘀发黄，忌补虚；畜血发狂，忌补虚。

## 误下不宜②再下论

太阳症反下之，太阳表症已解，心下满，按之大痛者，为大结胸，用大陷胸汤丸下之。若不大痛，为小结胸症，用小陷胸汤以和解，不用下法。若但心下痞满，而不痛者，为痞气，用泻心汤和解心下。要知下后若下症仍急者，不得已而用大陷胸汤以再下；若下后不见下症，岂有再行之理？今因误下、再下之说，不论有下症、无下症，悉用再下，甚至误下太早，表邪内陷，内乱神明，亦执误下、再下之法，不知恶寒拘紧，身痛发热，皆是皮毛经络之病，未入肠胃脏腑者也，切不可下。故外感之邪，从毛窍而入，必使之仍从毛窍而出。若不从表散，反用下行，不死不休。夫下之一法，原为内有燥屎，腹满胀实，

① 硬：原作"鞕"。"鞕"为"鞭"的讹字，"鞭"，同"硬"，据此改。

② 不宜：原脱，据本书目录补。

不得出而用者。苟外邪得解，大便自顺，何苦推肠刮腹，伤津竭液乎？不知身发寒热，其病在外，见症治症，发散为捷。故《内经》云：因于暑，体若燔炭，汗出则散。此言因于暑热，若外冒表邪者，尚要汗出，况因于风寒者乎？世之治外感发热，不用升发胃气，敷布胃汁作汗外解，良由不识外感发热症，必要从毛窍而出耳。

# 卷之一

云间秦景明从孙之桢皇士甫纂著

新安陈懋宽敬數梓

咸宝楚良　棠荫南　杨鼎爵让侯

同人何燧绎宗　龚廷泽少区同参

侄昕凤仪甫　男堂周明甫

及门阆陈知临川甫　蒋思永子培甫全较

卫德如乾九甫　陈仁弘九甫参订

伤寒大白

二〇

## 恶　寒

　　秦子①曰：恶寒恶风，以一症而分轻重。恶风者，见风则恶，无风即止；恶寒者，即无风亦恶寒。恶寒、恶风、发热皆是表邪，虽里症悉具，若有一些恶寒、头疼、身痛、手足冷，即是表邪，宜先解表，不宜清里攻下。然恶寒有阴症、阳症分别。不发热，脉沉迟，口不干，神清便清，阴症恶寒，治宜温经；发热脉数，头痛心烦，阳症恶寒，治宜散表。然温经、散表，各有分别。太阳症，无汗恶寒，发热脉浮紧，为表邪伤营，宜发汗，西北、冬月用麻黄汤，南方、三时用加减羌活汤、十味芎苏散。有汗，恶风，发热，脉浮缓，为表邪伤卫，宜解肌，西北、冬月桂枝汤，南方、三时加减防风汤。阳明症，目痛，脉浮大，无汗，恶寒，发热，宜发汗，葛根汤；有汗，恶寒，

---

① 秦子：作者自称。

发热，宜解肌，防风干葛汤、升麻葛根汤。若口渴消水，加知母、石膏。少阳寒热，无汗，恶寒，脉浮弦紧，宜发汗，柴胡防风汤；有汗，恶寒，脉浮弦数，宜小柴胡汤。以上三阳表症恶寒也。又有太阳病，重发其汗，不发热而恶寒。又有脉微人，不应发汗，误汗之，亦恶寒。更有卫气不足，表气虚，误汗之，亦恶寒。以上乃过汗亡阳而恶寒也，治宜黄芪建中汤、玉屏散。例如热病胃寒，人多服寒凉，反变里寒，而用温里者也。另有阴症恶寒，治宜温经，又各不同。此直中三阴中寒恶寒也。

仲景云：太阳病，脉浮，头项强痛而恶寒。

此分别太阳病，必脉浮，头项强痛而恶寒者。

太阳病，有发热恶寒者，发于阳也；无热恶寒者，发于阴也。

此分别太阳病，若初起恶寒时即发热者，为风伤卫气，发于阳也。若起初恶寒，未即发热，停一二日发热者，为伤营血，发于阴也。旧注发热恶寒为阳症，无热恶寒为阴症，误也。

太阳病，头痛发热，汗出恶风者，桂枝汤主之。

此分别头痛恶风，发热汗出，乃是风伤卫之中风症，宜用解肌者。

太阳病，医发汗，遂发热恶寒，因复下之，心下痞，表里俱虚，阴阳并竭，无阳则阴独。复加烧针，因胸烦，面青黄，肤瞤者，难治。色微黄，手足温者，可治。

此重言太阳中风症，不应用麻黄汤。若误汗之，则发热恶寒，又复误下，心下痞满，阴阳两伤而恶寒。妄加烧针，因胸满烦，面青黄，肌肉瞤而难治。惟面色微黄，手足尚温，或可治之。

太阳病，或已发热，或未发热，必恶寒，体重①，呕逆，脉阴阳俱紧者，名曰伤寒。

此申明发热恶寒、无热恶寒之症。一起病，或即发热、未发热，若恶寒，体重，呕逆，六脉皆浮而紧急，此名伤寒，而非中风。

太阳病，头痛发热，身疼腰痛，骨节疼痛，恶风，无汗而喘者，麻黄汤主之。

此申上章寒伤营之伤寒，必头痛发热，身疼腰痛，骨节疼，恶风，无汗而喘，当用发汗者。

发汗病不解，反恶寒者，虚也，芍药甘草附子汤主之。

未发汗而恶寒，表邪也。既发汗后反恶寒，此误汗亡血中之阳，故用芍药甘草附子汤。不比亡气中之阳，用四逆汤者。

伤寒六七日，发热，微恶寒，肢节烦疼，微呕，心下交结，外症未去者，柴胡桂枝汤主之。

此申明伤寒不拘日数，但以微恶寒，骨节烦疼，心下支结，外症未去，当以桂枝柴胡等，散太阳、少阳表邪，不用桂枝柴胡汤，用柴胡桂枝汤，以少阳症多于太阳耳。

伤寒大下后，复发汗，心下痞，恶寒者，表未解也，不当攻痞，当先解表，乃可攻里。解表，桂枝汤；攻痞，宜大黄黄连泻心汤。

此申明汗下后痞满。若恶寒，为表邪未解，故先用桂枝汤解表，后用大黄黄连泻心汤攻痞。不比恶热之痞气，即用泻心汤攻里者。

阳明病，脉迟，汗出多，微恶寒者，表未解也，可发汗，

---

① 重：《伤寒论》作"痛"。

宜桂枝汤。

阳明病，汗出多，本不恶寒；阳明脉，汗出多，本不迟。今本阳明病，尚见浮迟、浮缓之脉，汗虽多，仍微恶寒，尚是太阳风伤卫表症，故重申解肌散表之治也。

**阳明病，脉浮，无汗而喘者，发汗则愈，宜麻黄汤。**

阳明病，脉本不浮；阳明病，本有汗。今阳明病，见浮紧太阳脉，又见无汗而喘，太阳寒伤营之症，故重申发汗散表之治也。

**本太阳病，初得时，发其汗，汗先出不彻，因转属阳明也。若汗多，微发热恶寒者，外未解也。其热不潮，未可与承气汤。若腹大满不通者，可以小承气汤微和胃气，勿令大泄。**

此太阳病，因发汗出不彻，以致转入阳明。若汗虽多，尚微发热恶寒，外邪未解，且未见潮热，未可用承气汤。若腹大满，又见大便不通，亦止可以小承气汤，略微和胃气，勿令其大泄，以起初汗不透彻故耳。

**阳明中风，口苦咽干，腹满微喘，发热恶寒，脉浮而紧，若下之，则腹满、小便难也。**

口苦，咽干，腹满，阳明症也。但微喘、发热恶寒，又见浮紧太阳脉，则不可下。若误下，则表邪内陷，腹满而小便不利。

**伤寒五六日，头汗出，微恶寒，手足冷，心下满，口不欲食，大便硬，脉细者，此为阳微结，必有表复有里也，可与小柴胡汤。**

伤寒五六日，少阳时也。头汗出，微恶寒，手足冷，心下满，口不欲食，少阳症也。大便硬，阳明结也。但脉细，此少阳微结，非阳明实结，故用小柴胡汤。

少阴病，下利，若利自止，恶寒而踡卧，手足温者，可治。

此条以下，皆中寒阴症也。

少阴病，恶寒而踡，时时自烦，欲去衣被者，可治。

少阴病，恶寒身踡而利，手足逆冷者，不治。

少阴病，四逆，恶寒而身踡，脉不至，不烦而躁者，死。

少阴病，得之一二日，口中和，其背恶寒者，当灸之，附子汤。

同一背恶寒，若口干而渴，以别阳明；口中和而不渴，以别少阴。

## 麻黄汤

麻黄　桂枝　杏仁　甘草

仲景治北方冬令，太阳经恶寒发热、头痛、脉浮、无汗之症，以麻黄、桂枝发营卫之邪，从皮毛外出。又恐肺得风寒而闭郁，故用杏仁润肺以开泄皮毛。然未可概治江浙温热之地、三时温热之时，故陶氏有加减法。里有热，加石膏、黄芩；少阳见症，加柴胡；阳明见症，加干葛；小便不利，加木通、车前子，夏秋用羌独活，易去麻黄、桂枝。

## 加减羌活汤

羌活　独活　防风　荆芥　柴胡　干葛　广皮　甘草

北方、长沙等地，冬月允宜麻黄汤。若南方温热之时，则麻、桂辛热，故家秘用此方，临症加减。里有热或火令，加黄芩、石膏、知母；胸前饱闷，加枳壳、厚朴、桔梗；胁肋刺痛，加青皮、山栀、木通、苏梗；呕吐，加半夏；食滞，加山楂、麦芽、莱菔子；头痛，加川芎。

## 十味芎苏散

川芎　紫苏　干葛　柴胡　枳壳　桔梗　半夏　茯苓　广

皮　甘草

　　少阳阳明，恶寒发热，兼胸次不宽，用此方散二经表邪，解在里凝滞。恶寒无汗，脉浮，加羌活、防风；口渴消水，加知母、石膏；里有积热，加栀、连；唇焦口燥，去川芎、半夏，加天花粉、知母。

### 桂枝汤

　　桂枝　白芍药　甘草　生姜　大枣

　　伤寒无汗，发热恶寒，仲景已立麻黄汤。今有汗发热恶风症，立桂枝汤。以症轻于前症，方亦轻于前，故不用麻黄、杏仁开毛窍，而用白芍药敛津血，姜、枣调中气，惟以桂枝一味，以治汗出邪不解之症。然治南方热令，亦犯辛温，故立加减于后。春加石膏、黄芩；热令用防风易桂枝；里有热者，不用此方；恶寒身痛，加羌活；足冷，加独活；时寒时热，加柴胡；阳明有邪，加干葛。

### 加减防风汤

　　防风　荆芥　羌活　独活　白芍药　甘草　生姜　大枣

　　北方冬令，发热有汗，脉浮缓，用桂枝汤。若南方温热之时，或内有积热之人，家秘化立此方代之。因陶氏加减冲和汤，未合仲景之旨耳。症兼阳明，加干葛；兼少阳，加柴胡；口渴消水，加石膏、知母；里有积热，加栀、连；胸前饱满，加枳壳、广皮。

### 葛根汤

　　葛根　麻黄　桂枝　白芍药　甘草　生姜　大枣

　　太阳无汗恶寒，未郁热者，北方冬月用麻黄汤。阳明无汗恶寒，北方用此方。三时南方人，或里有热者，以羌活、独活易麻、桂；无汗而喘，脉浮而紧，以杏仁易去芍药；口渴消水，加知母、石膏。

**桂枝葛根汤**

葛根　白芍药　桂枝　甘草　生姜　大枣

阳明无汗而恶寒，用前方葛根汤；若有汗恶寒，用此方主治。然此亦冬令治法，南方人里有热，以防风、羌活易去桂枝；口渴消水，加石膏、知母；积热重者，加栀、连。

**葛根解肌汤**

葛根　白芷　防风　苍术　葱白

前二方，仲景一以治阳明无汗恶风寒，一以治阳明有汗恶风寒。但治冬令则可，南方温热，家秘用此方。胸前饱闷，加枳、朴；呕吐，加半夏；口渴，去苍术，加瓜蒌根。

**升麻干葛汤**

升麻　干葛　白芍药　甘草　生姜　枣肉

前方葛根解肌汤，治阳明发热无汗恶寒者；此方治阳明有汗发热恶寒者。盖汗出而热不减，不重在发汗，此方妙在但散邪不发汗者。

**防葛石膏汤**

防风　葛根　石膏　知母　广皮　甘草

葛根解肌汤，治阳明无汗发热恶寒；升麻干葛汤，治阳明有汗发热恶寒；若口渴消水，表里俱见，立此方和解。

**小柴胡汤**①

柴胡　黄芩　广皮　人参　半夏　甘草

太阳恶寒、阳明恶寒，前已分别各条治法，今少阳寒热，

---

①　小柴胡汤：此方组成与《伤寒论》原方有所不同，原方无广皮，有生姜、大枣。

通以小柴胡汤加减，以应变化。恶寒无汗，加防风；头痛身痛，加川芎、羌活；目痛额痛，加干葛、白芷；恶寒足冷，腰痛脚痛，加独活；恶寒发热，胁肋痛，加青皮、山栀、枳壳、木通、苏梗；有汗，加白芍药助柴胡，同止寒热；血不足而恶寒，倍加当归、白芍药；胸前饱闷，去人参加枳、朴；大便闭结，小腹胀痛，加大黄；小便不利，加木通；喘咳，加枳、桔、杏仁；里有积热，加栀、连；呕吐，倍半夏，加竹茹、厚朴；口燥痰多，去半夏易瓜蒌霜、贝母；口渴唇焦，加石膏、知母、竹叶。小柴胡汤有人参，无大黄，治中气虚，邪在半表半里者；大柴胡汤，有大黄，无人参，治肠胃实热，大便秘结者；柴胡饮子，有人参，有大黄，治中气虚，大便结热，有潮热者。

### 柴胡桂枝汤

见发热。

少阳症，又见太阳恶寒，以柴胡汤加羌、独，散太阳表邪。无汗恶寒，加羌活、防风。见阳明症，加葛根。

### 黄芪建中汤

黄芪　桂枝　白芍药　甘草　大枣

中气虚寒而恶寒，以建中汤加入黄芪，实营卫；胸前凝滞，加砂仁、广皮；元气虚，加参、术；血虚，加当归；真阳虚，加桂、附，去桂枝。

### 玉屏散

黄芪　防风　甘草

中气虚，则用黄芪建中汤；表气虚而恶寒，则用玉屏散。本草云：黄芪得防风，其功愈大。非言补气之功，言固表之功。元气虚，加参、术；阴血虚，加归、芍。

### 吴茱萸汤

吴茱萸　生姜　人参　大枣

以下皆阴症恶寒之方。厥阴干呕，吐涎沫，恶寒，故以此方主治。痰多，加半夏；气逆，加广皮、藿香、砂仁。

### 通脉四逆汤①

干姜　熟附子　甘草　葱白

不发热而手足厥冷，三阴经阴症寒厥恶寒也，仲景以此方治之。家秘加广皮和中州，助葱白以行阳气；加黄芪协姜、附而达表。方书用黄芪同防风，助黄芪实腠理；此以用姜、附加黄芪，助姜、附外固皮毛。

### 当归四逆汤

当归　白芍药　桂枝　通草　细辛　大枣　甘草

此方治血虚伤寒发表者也。伤寒气血充足，略一恶寒，即发热作汗。若气血虚，不能发热作汗，故恶寒厥冷，脉细欲绝，宛似阴症。仲景以当归、芍药，与桂枝、细辛同用，全在养血散表，实非阴症温经治法。家秘加川芎、葱白，助其通阳和阴，作汗外解。

### 芍药甘草附子汤

白芍药　甘草　附子

未发汗而发热恶寒，宜发汗；既发汗而表症仍在者，尚宜再汗。今因发汗后反恶寒，此因汗而亡阳恶寒也，然亡气中之阳，用四逆汤；亡血中之阳，用芍药甘草附子汤。

### 附子汤

附子　白术　白芍药　人参　茯苓

---

① 通脉四逆汤：《伤寒论》原方无葱白，唯加减法中有"面赤者，加葱九茎"。

此方即真武汤加人参，仲景治少阴背恶寒，口中和者。因此悟得仲景用八味肾气丸，补水中之火，补天一生水；用真武汤，补土中之火，补地二成之也。

## 发　热

发热有翕翕①发热，蒸蒸发热。翕翕发热者，身热无汗，恶寒拘紧，如鸟羽之合而不发舒，此邪伤于表，郁于肌肤，表热而里未热，治宜发散表邪。蒸蒸发热者，手足遍身漐漐②多汗，热而润泽，此表邪已散，热郁于里，蒸汗时时外出也，治宜清热。若便结腹胀，有下症者，下之。此以表热、里热分两大法也。若发热无汗，脉浮紧，此太阳寒伤营之表症也。冬月西北人，用麻黄汤，余三时用羌活冲和汤、羌活败毒散。若发热有汗，脉浮缓，此太阳风伤卫之表症也。冬月西北人，用桂枝汤，余三时用加减防风汤。若脉浮，外发热，内烦躁，作渴饮水，小便不利者，此太阳热结膀胱之里症也。仲景以五苓散，清利膀胱。余今广推羌活木通汤，双解太阳表里。若头痛额痛，目痛鼻干，发热无汗，微恶寒，脉浮而长，此阳明表症也，治以干葛解肌汤。若发热有汗，口渴引饮，六脉洪数，不恶寒反恶热，此阳明经症也，白虎汤加葛根。若发热烦躁，口渴唇焦，小便闭结，手足时时汗出，六脉沉数，此阳明里症也，宜三黄巨胜汤、导赤各半汤、凉膈散。若口干舌刺，小腹硬满，欲大便而不得便，脉沉数者，此阳明之下症，宜承气汤下之。若时寒时热，头侧作痛，两耳常聋，呕而口苦，此少阳经症也，脉

卷之一

二九

---

①　翕（xī西）翕：形容发热如鸟羽收敛之状。
②　漐（zhí直）漐：汗浸出不住的样子。

弦而紧无汗者，柴胡防风汤散表；脉弦而数有汗者，小柴胡汤和解。若身虽寒热，大便闭结，腹痛胀满，脉见沉数，时时汗出者，此少阳里热下症也，宜大柴胡汤下之。按三阳发热之症，要分别有汗、无汗，汗多、汗少。夫无汗发热，为表热，易知者也。亦有汗出未多，而发热不减，人多误为里热矣。汗出未多而热不减，犹易知其表热也；至汗出多而发热不减，尚是表邪，则难分别矣。例如太阳中风症，自汗出而热不愈，此表热症也。若但以汗多妄用清里，则碍表邪矣。又如风温症，自汗出而热不退，此三阳经表热症也。若误以中风症，用桂枝汤解肌，是犯辛温误治风温矣；若以汗多身热，阳明里热治之，是犯失散在表之风温矣。夫太阳自汗出发热之中风，极似风温症。不知太阳中风恶风寒，风温症则不恶风寒；太阳症口不渴，风温症口多渴；太阳症鼻不塞，风温症鼻塞多眠睡，此症之各别者也。太阳症脉浮缓，风温症脉浮数，此脉之各别者也。夫阳明里热，自汗出热不退之症，又与太阳中风、三时风温症亦相似。然中风风温症，必带恶寒、恶风、身痛、头痛之表症。若阳明里热，自汗出热不退，则无恶寒身痛之表症，反有恶热口渴里热之症，此症之分别者也。中风风温之症，脉必浮数，若阳明里热之症，脉必洪大沉数。夫发热而分无汗脉浮以别表热，有汗脉沉以别里热，此经之常、理之正也。然亦有有汗发热，脉沉而见表症，但坐以汗出不彻，仍用发汗退热者。夫无汗发热，脉浮，人人知其表热，然有火闭无汗之症，其脉亦浮数，连服发表之药，汗不出，后服清里之药，汗出热减而愈者。又如三阳经有表复有里之症，先服散表之药，汗不出，热不退，复服和解药，而汗出热退者。总之，发热无汗，表邪不得外泄者，宜发汗解表；发热有汗，里热蒸汗自出者，宜清里退热。

又汗出身热，微恶风寒，脉见浮大者，此汗出邪不出，尚宜发表。又发热无汗，时或汗出，则热暂退，少顷汗干，或停一日半日，又复发热，仲景但坐以汗出不彻，宜再发汗。更有发热无汗，不恶风寒，脉见沉数者，此里热火闭，不能作汗外解，清其里热，则汗出身凉。另有痰饮积热，郁结肠胃，外冒表邪而发热，用散表之药，汗出而发热不减，用清里而里热不除，此热而有滞之症，又宜消痰化滞，疏散肠胃郁热，则胃气宣扬敷布，里热从上而汗解。

太阳病，有发热恶寒者，发于阳也；无热恶寒者，发于阴也。

详注前章。

太阳病，头痛，发热，汗出，恶风，脉浮缓者，名中风，桂枝汤主之。

此条明风伤卫，汗出恶风，脉浮缓者，用桂枝汤也。

桂枝本为解肌，若其人脉浮紧，发热汗不出者，不可与也。当须识此，勿令误也。

此申桂枝汤，治不得寒伤营、脉浮紧、汗不出症。

太阳病，发热汗出者，此为营弱卫强，故使汗出。欲救邪风者，宜桂枝汤主之。

此申发热汗出之症，营血无邪而弱，卫气有邪而强，故宜用桂枝汤。

病人脏无他病，时发热自汗出而不愈者，此为卫气不和也，先其时发汗则愈，宜桂枝汤主之。

按发热自汗有三症：有太阳风伤卫之症，用桂枝汤以解肌；有阳明发热，自汗之里热症，用白虎汤以清里；有春三月发热，自汗之风温症，用防风石膏汤以和解。前章无时发热之句，此章有时发热之症，故立先其未发热之时，服桂枝汤以发其汗。广而推之，则时寒时热之柴胡症、发作有准之似疟症，皆宜先其时而服药者。

中风发热，六七日，不解而烦，有表里症，渴欲饮水，水入即吐者，名曰水逆，五苓散主之。多服暖水，汗出则愈。

言中风发热至六七日，有表里症，饮水不得消水，而水逆上吐，此膀胱热结，不通，调水道下行，以五苓散散太阳表邪、利膀胱结热，多服暖水，上润皮毛助汗出，下润膀胱宣水道。

太阳病，头痛发热，身疼，腰痛，骨节疼痛，恶风，无汗而喘，麻黄汤主之。

此条辨太阳病如此症象，乃寒伤营，宜麻黄汤者。

伤寒五六日，呕而发热者，柴胡症具，而以他药下之，柴胡症仍在者，复与柴胡汤，此虽已下之，不为逆，必蒸蒸而振，却发热汗出而解。若心下满而硬痛者，此为结胸，大陷胸汤主之。但满而不痛者，此为痞，柴胡汤不中与之，宜泻心汤。①

详注结胸门。

伤寒六七日，发热微恶寒，肢节烦疼，微呕，心下交②结，外症未去者，柴胡桂枝汤主之。

发热恶寒，肢节烦疼，宜麻黄桂枝汤，今因微呕，心下交结，又兼少阳症，故用柴胡桂枝汤。

伤寒，身黄发热者，栀子檗③皮汤。

身黄发热，有从表发散之治。今里热蒸黄，故用此方。

太阳中风，脉浮紧，发热恶寒，身疼痛，不汗出而烦躁者，

① 泻心汤：《伤寒论》作"半夏泻心汤"。
② 交：《伤寒论》作"支"。
③ 檗：即黄檗，也叫黄柏。

大青龙汤主之。若脉微弱，汗出恶风者，不可服，服之则厥逆，筋惕肉瞤，此为逆也，以真武汤救之。

太阳中风，又恶寒身痛，汗不出而烦躁，名营卫两伤。脉浮紧，用大青龙汤。若脉微而弱，汗出恶风寒，不可服大青龙汤。若误用，则手足厥冷，筋惕肉瞤，故以真武汤救之。

太阳病，得之八九日，如疟疾状，发热恶寒，热多寒少，其人不呕，清便欲自可，一日二三度发，脉微缓者，为欲愈也。脉微而恶寒，此阴阳俱虚，不可更发汗、更下、更吐也。面色反有热色者，未欲解也，以其不能得小汗，身必痒，宜桂枝麻黄各半汤。

详注似疟。

太阳病，发热恶寒，热多寒少，脉微弱者，此无阳也，不可更汗，宜桂枝二越婢一汤。

发热恶寒，理宜发汗，然脉微者，阳津不足，故不可发汗。

太阳病，发热头痛，脉反沉，若不瘥，身体疼痛，当救其里，宜四逆汤。

此太阳症，脉似少阴之条。太阳症，故发热；正气衰微，故脉沉。今以四逆汤温里逐邪，以代麻黄汤，非阴症温经也。

伤寒发热，啬啬恶寒，大渴饮水，其腹必满，自汗出，小便利，其病欲解，此肝乘肺也，名曰横，刺期门。

伤寒发热，本非肺病，今洒洒恶寒，大渴饮水，此肺热不能通调水道，其腹必满。若自汗出，小便利，则肺病得解。设汗不出，小便不利，此肝胆热邪，乘侮肺金，急刺期门。

太阳病，发热汗出，身仍灼热，脉浮汗出，身重，多眠，鼻鼾者，风温也。

太阳病，发热汗出，身仍灼热，脉浮汗多，绝似桂枝汤症；

但无恶寒头痛，而有多眠鼻鼾，此风温也，切不可用桂枝汤。

发热汗出，解半日许，复烦躁，脉浮大者，可更发汗。

发热汗出，止解半日许，复烦躁，脉浮大，则表邪仍在，故更发汗。

发热，汗出不解，心下痞硬，呕吐而利者，大柴胡汤。

发热，汗出热不解，心下痞硬，已是下症，但呕不宜下，故用大柴胡汤。

瘥后，更发热，脉浮数者，以汗解之；脉沉数者，以下解。

此示人不论初病、久病，惟见症治症，凭脉用药。

发热未有汗者，不可与白虎汤；若大渴引饮，无表症者，仍与白虎汤。

发热未有汗，表邪未解，故不可与白虎汤；大渴引饮，无表症者，故仍与白虎汤。互相告戒，有一定之理。

伤寒表不解，心下有水气，干呕发热而咳，或渴，或利，或噎，或小便不利，小腹满，或喘者，小青龙汤主之。

心下素有水气，又得寒邪相搏，故用小青龙汤，外散表邪，内散水饮。

伤寒心下有水气，咳而微喘，发热不渴，服汤已，渴者，此寒去欲解也，小青龙汤主之。

此申明上文，服小青龙汤已，渴者，此水寒已去，不可再服小青龙汤。"小青龙汤"句，当在"发热不渴"句下看。

阳明病，若汗多，微发热恶寒者，外未解也，其热不潮，未可与承气汤。若腹大满不通，可与小承气汤，微和胃气，勿令大泄。

言阳明病，汗虽多，仍见微发热恶寒，则表邪尚在，况无潮热，故未可与承气汤。即腹大满，大便不通，亦只用小承气汤。

阳明中风，口苦咽干，腹满微喘，发热恶寒，脉浮而紧，若下之，则腹满小便难也。

阳明中风，口苦咽干，腹满，似传里矣。若发热恶寒，脉浮而紧，尚是阳明太阳表症。若反下之，则邪从内陷而腹愈满，小便不利矣。

伤寒发热无汗，呕而不能食，而反汗出濈濈然者，是转属阳明也。

伤寒发热无汗，本太阳表症。今呕而不能食，反汗出濈濈然，故为转属阳明也。以其有呕吐，无下症，故不立下法。

太阳病三日，发汗不解，蒸蒸发热者，属胃也，调胃承气汤主之。

较上章多蒸蒸有汗，且无呕吐，故用调胃承气汤。

阳明病，发热汗多者，急下之，宜大承气汤。

汗多发热，津液有立尽之势，故急下之。三章次第，详注后自汗门，以为下法的诀①。

伤寒脉弦细，头痛发热者，属少阳。少阳不可发汗，发汗则谵语。此属胃，胃和则愈，胃不和则烦而悸。

头痛发热，本是太阳汗症，但脉弦而细，此是少阳也，故误用麻黄、桂枝，则谵语。此症全赖胃气冲和，可愈，若胃气不和，则烦而悸矣。

妇人中风，发热恶寒，经水适来，得之七八日，热除而脉

---

① 的（dí 笛）诀：真诀。的，确实，实在。

迟，身凉，胸胁下满，如结胸状，谵语①者，此为热入血室也。当刺期门，随其实而泄之。

妇人伤寒发热，经水适来，昼日明了，暮则谵语，如见鬼状者，此为热入血室，无犯胃气及上二焦，必自愈。

两条详注热入血室，皆不立方，但曰无犯胃气，此禁汗吐互词。

少阴病，始得之，反发热脉沉者，麻黄附子细辛汤。

此即少阴症似太阳也。少阴经表有寒邪，理当散表，但不同太阳方法，故以麻黄、附子温经散邪。

少阴病，吐利，手足不逆冷，反发热者，不死。脉不至者，灸少阴七壮。

少阴变热，乃为回阳，故曰不死。然脉不至，尚是危兆，故灸少阴。

伤寒，始发热六日，厥反九日而利；凡厥利者，本不能食，今反能食者，恐为除中。食以素饼，不发热者，知胃气尚在，必愈。恐暴热来，出而复去也。后三日脉之，其热续在者，期之旦日夜半愈。所以然者，本发热六日，厥反九日，复发三日，并前六日，亦为九日，与厥相应，故期之旦日夜半愈。后三日脉之而脉数，其热不罢者，此为热气有余，必发痈脓也。

此章言阴厥回阳太过，必发痈脓。详注厥利。

伤寒，先厥，后发热而利者，必自止，见厥复利。

先厥后热，即阴厥回阳，故曰利必自止。若后复见厥，则必复利矣。

伤寒先厥后发热，下利必自止，而反汗出，咽中痛者，其

---

① 谵语：原作"语谵"，据《伤寒论》、昌福本、宁瑞堂本改。

喉为痹。

此条详注咽痛。

发热无汗，而利必自止。若不①止，必便脓血。便脓血者，其喉不痹。

此条详注便脓血。

伤寒，发热四日，厥反三日，复热四日，厥少热多，其病当愈。四日至七日，热不除者，必便脓血。

此章重申厥少热多，热不除，必便脓血。可见热病回阴，阴症回阳，均怕过与不及。

**麻黄汤**

见恶寒。

**羌活冲和汤**

羌活　防风　白芷　黄芩　苍术　生地　川芎　细辛　广皮　甘草

此和解太阳表里之方。燥热，令去苍术、川芎、细辛；两足冷，加独活；少阳见症，加柴胡；夏秋，加知母、天花粉、石膏、干葛；胸前饱闷，去生地，加枳壳、厚朴；汗多，加白芍药；如湿气胜，去生地。

**羌活败毒散**

羌活　独活　柴胡　前胡　川芎　防风　荆芥　广皮　甘草

此方太阳经发汗解肌者，余以此代仲景麻黄汤，治四时太阳表症。口渴，去川芎；胸前饱闷，加枳壳、厚朴；阳明见症，加干葛；里有热，加黄芩、山栀、石膏。

---

① 不：原作"自"，据《伤寒论》改。

### 加减防风汤

见身痛。

冬令北方，有汗发热，用桂枝；南方三时，家秘用此方加减。详身痛。

### 五苓散

见小便不利。

按太阳有汗发热口渴，小便不利，此热结膀胱之症，故仲景以此方治之。加减详小便不利、口渴门。

### 羌独木通汤

羌活　独活　木通　车前子

热结膀胱，脉数口渴，难用五苓散者，变立此方，双解太阳表里。

### 干葛解肌汤

干葛　升麻　防风　荆芥

此方散阳明表邪，发阳明伏癍不出。若恶寒身痛，加羌活；时寒时热，加柴胡；腰痛足冷，加独活。

### 干葛白虎汤

见口渴。

阳明表邪发热，用前方干葛解肌；若表里皆热，用干葛散表，石膏清里。

### 三黄巨胜汤

见谵语。

### 导赤各半汤

见腹痛。

表热宜散表，里热宜清里。此方以泻心汤合导赤散，清热之力专，利小便之功大。

### 凉膈散

见发狂。

此方治热结上焦，肺胃发热之症，加减详发狂。

### 大承气汤

见大便结。

### 小柴胡汤

见寒热。

### 柴胡桂枝汤

柴胡　桂枝　黄芩　半夏　人参　甘草　生姜　大枣

此方即小柴胡加桂枝，去陈皮，易枣肉。三时忌桂枝，易羌活；口渴，去半夏、生姜，加天花粉；症兼阳明，加干葛、知母；无汗，加防风。

### 栀子柏皮汤

见发黄。

先发热，后发黄，此因热而蒸黄，故用此方，不比食滞发黄而用消滞者。

### 大青龙汤

见烦躁。

### 桂枝麻黄各半汤

桂枝　麻黄　白芍药　杏仁　甘草　生姜　大枣

麻黄汤加石膏、姜、枣，更名大青龙，以石膏制辛热，加姜、枣和中气，是变辛热而为辛凉矣；此方同加姜、枣和中，而加白芍药养阴敛阴，是变汗剂而为和剂矣。

### 桂枝二越婢一汤

桂枝　白芍药　麻黄　甘草　石膏　大枣　生姜

麻黄汤原方加姜、枣、石膏，名大青龙汤；加白芍药，名曰各半汤。今此方又以桂枝汤，轻剂加石膏制辛温，白芍药敛阴血，此从轻化轻，故曰越婢，形容不跋扈。

### 大柴胡汤

见寒热。

### 白虎汤

见口渴。

### 小青龙汤

见咳逆。

此汤内散水气，外散表邪。详咳逆门。

### 小承气汤

见大便结。

### 麻黄附子细辛汤

麻黄　附子　细辛

此少阴外冒伤寒发热，不可用太阳治法，故用此方温经散寒邪，从里出表。

## 寒　热

寒热者，寒已又热，热已又寒，或一日二三度发。若每日一发，先寒后热，发作有定期者，又名似疟，而非寒热矣。寒热之症，太阳经居多，有时邪热内伏则寒，有时邪热外发则热。表邪多，则寒多热少而无汗，羌活柴胡汤散表；里热多，则热多寒少而有汗，以小柴胡汤和解。若寒多脉浮大者，倍用柴胡；若手足常冷，恶寒汗少，再加发表之药。汗多脉沉数者，方用黄芩；若汗多口渴脉数，再加清里之药。表寒多，用发散忌以清凉；里热多，用清凉兼发散。若汗多，有寒有热之症，不得不用发散清凉寒热杂合之剂，以和解表里，是以仲景以小柴胡汤，和解少阳经时寒时热之症。以柴胡一味，升散在表之邪，使恶寒自已；以黄芩一味，清解在里之热，使发热自除。再加人参、广皮、甘草，以和胃气，使胃阳敷布，得专和解之权。推而比例，则症之兼见太阳者，羌活冲和汤；症见阳明者，干葛石膏汤。若三阳经俱见症者，用羌活、葛根、柴胡三味散表，以治恶寒；黄芩、石膏、知母三味清凉，以治里热；广皮、甘草，以和中气。则三阳寒热汗多，一和解而尽之矣。《准绳》书以此治夏秋三阳寒热之疟，深中此旨。

**伤寒病，至十余日外热结在里，复往来寒热，宜大柴胡汤。**

十余日外热结在里，已为可下。今因往来寒热，少阳症，但可用柴胡汤散表邪，略加大黄一味，以去里热。

**伤寒六七日中风，往来寒热，胸胁苦满，默默不欲饮食，心烦喜呕，或胸中烦而不呕，或渴，或腹中痛，或胁下痞硬，或心下悸，小便不利，或不渴，身有微热，或咳者，小柴胡汤主之。**

此条详注呕吐门。

**本太阳病，不解，转入少阳，胁满干呕，往来寒热，尚未吐下，脉沉紧者，小柴胡汤。**

太阳病传入少阳，胁满干呕，往来寒热，脉见沉紧弦脉，症脉皆是少阳，故用小柴胡汤。

**伤寒五六日，已汗下，胸胁微结，小便不利，渴而不呕，但头汗出，往来寒热，心烦者，未解也，宜柴胡桂枝干姜汤。**

五六日已汗下，胸胁微结，小便不利，渴而不呕，但头汗，往来寒热，又心烦，此太阳表症未罢，少阳诸症又急，故用柴胡、桂枝合治。因汗下后，略加干姜和中。

### 小柴胡汤

柴胡　黄芩　人参　熟半夏　广皮　甘草

此仲景和解少阳表里寒热之方。若太阳兼症，加羌活；若阳明兼症，加葛根、升麻；无汗，加防风；口渴，去半夏，加天花粉；大便秘结，腹中胀痛，下症急者，加大黄；小便不利，加木通；大便滑泄，加赤茯苓，名柴苓①汤；头角痛，加川芎。

### 羌活冲和汤

见发热。

此方和解太阳寒热之症，加减详发热门。

### 干葛石膏汤

干葛　柴胡　黄芩　石膏　广皮　甘草

此方以柴葛解肌汤、干葛石膏汤、小柴胡汤三方合一，双解阳明少阳表里者。

### 大柴胡汤②

柴胡　黄芩　广皮　甘草　大黄

此方小柴胡，去人参加大黄，名大柴胡汤。治少阳表症未罢，下症已急，故以此汤双解表里。

### 柴胡桂枝干姜汤

柴胡　桂枝　黄芩　广皮　甘草　人参　芍药　干姜
半夏

此即小柴胡合桂枝汤，治太阳中风，兼少阳寒热者。广而推之，仲景治项强症，有桂枝加葛根汤、麻黄加葛根汤，同此法也。

---

①　芩：原作"令"，据本书卷三《胸满》、卷四《下利》改。
②　大柴胡汤：《伤寒论》原方无广皮、甘草，有芍药、半夏、生姜、枳实、大枣。

时寒时热症，世俗皆以小柴胡和解少阳，然未见效。余今进求精切，因知发热恶寒，皆太阳表症，时寒者，表邪欲发未伸也；时热者，邪热临时外现也；时寒时热者，邪热欲发未能，邪正分争，表邪未越，表汗未彻也，岂小柴胡和解一法得以治之？夫似疟症，每发必汗出身凉，专务散邪主治，忌用寒凉抑遏，恐明日至其时，尚有恶寒表症耳，况寒热不凉者乎？理肺发表汤、平胃发表汤，治时寒时热最效，方见身痛。

## 身　痛

身痛之症，六经皆有。三阳身痛，皆是表邪；三阴身痛，皆是里寒。太阳身痛，发热无汗，手足冷，脉浮紧，宜发汗，西北冬月麻黄汤，南方三时羌活汤；有汗脉浮缓，西北冬月桂枝汤，南方加减防风汤。如发汗后，身痛不减，若脉仍浮紧，可再发汗；若汗后身痛不减，而脉变迟者，切不可再发汗，宜桂枝人参芍药汤。若初起本不身痛，因发汗后反见身痛，此误汗亡阳身痛也，黄芪建中汤。又有发热，面目黄，遍身疼痛，喜忘，漱水在口，不得咽下，此上焦畜血身痛，犀角地黄汤加红花、赤芍药。若小腹硬满，大便或闭或黑，此下焦畜血痛也，桃仁承气汤主之。夏秋中暍①，多汗身疼，脉反虚而口渴，人参白虎汤。风在三阳，恶风发热，支节烦疼，脉浮，无汗，宜羌活防风汤。风湿相搏，身体烦疼，不能转侧，口不消水，脉浮而濡，北方冬令，桂枝附子汤；南方三时，防风神术汤。湿温身痛，汗多口渴，不能转侧，石膏神术汤。同一身痛不能转侧，上条言风湿，口不消渴，则里无湿热，故用防风神术温散；

---

① 中暍（yē耶）：中暑。

下条言湿温汗多口渴，则里有热矣，故用石膏神术清渗法。大凡湿痛多身重，风痛多身轻，热痛多身汗，寒痛多身青，饮痛多呕恶，暑痛多口渴，虚痛多喜按，气痛多攻注，风火则行走不定，时作时止，风寒则凝住一处，长痛不休，四肢常冷。另有不发热，脉沉迟，身痛者，此三阴经阴寒身痛也，重则四逆汤，轻则理中汤。

头痛身痛症，悉系表邪。头痛条虽有痰饮、火冲二症，亦是内有痰火，外冒表邪而痛，至身痛皆是太阳表症，家秘专以羌独汤加苏梗、木通主治。更有时行暴寒雨湿，常发疫邪身痛，亦以羌独败毒散主治。如有胸满呕吐，兼用平胃二陈汤，宜散胃中湿邪痰饮，同发表之药，作汗外解。又有身痛恶寒，发热呕恶，下痢血水，亦用前方，宜散湿毒之表邪，则痢自愈。误用寒凉抑遏，则表汗不出，表邪内陷而不治。

太阳病，头痛发热，身疼腰痛，骨节疼痛，恶风无汗而喘者，麻黄汤主之。

此言太阳寒伤营之表症，故发散表邪。

伤寒六七日，发热微恶寒，肢节烦疼，微呕，心下交①结，外症未去者，柴胡②、桂枝汤主之。

太阳、少阳之表邪未去，故用柴胡、桂枝二方合用。

详注恶寒条。

伤寒医下之，续得下利清谷不止，身疼痛者，急当救里；后身疼痛，二便清调者，急当救表。救里，宜四逆汤；救表，宜桂枝汤。

---

① 交：《伤寒论》作"支"。

② 胡：此后原衍"汤"字，据本书卷一《发热》及《伤寒论》改。

伤寒表症，医误下之，则下利不止，故急当救里。服后身疼痛，表邪不解，故急救表。

伤寒八九日，风湿相持，身体烦疼，不能自转侧，不呕不渴，脉浮虚而涩者，桂枝附子汤主之。

身体烦疼，不能转侧，不呕不渴，寒湿之症也；脉虚而涩，寒涩之脉也，故用桂枝附子汤。

风湿相搏，骨节烦疼，掣痛，不得屈伸，近之则痛剧，汗出短气，小便不利，恶风不欲去衣，或身微肿者，甘草附子汤。

此承上章寒湿身痛，而又化出近之痛剧，汗出短气，小便不利，恶风不欲去衣等症，故用甘草附子汤温经散湿。若用防风神术汤，则非矣。

太阳中风，脉浮紧，发热恶寒，身疼痛，不汗出而烦躁者，大青龙汤主之。若脉微弱，汗出恶风者，不可服也。

此条详注烦躁。

太阳病，脉浮紧，无汗发热，身疼痛，八九日不解，表症仍在，此当发其汗。服药已微除，其人发烦热，目瞑，剧者必衄，衄乃解。所以然者，阳气重故也。麻黄汤主之。

此章千古错解。"麻黄汤主之"一句，在"当发其汗下"看。详注衄血。

阳明病，初欲食，小便反不利，大便自调，其人骨节疼，翕然如有热状，奄然发狂，濈然汗出而解者，此水不胜谷气，与汗共并，脉紧则愈。

此言能食之阳明病，见小便不利，水必内停。其人骨节疼，有翕翕发热之表症，又有奄然①发狂之里症，此即水谷之寒热，

---

① 奄然：忽然。

故必得溅然汗出，则内停水谷之邪，与汗共并而解。然必得脉紧急有力，则能作汗自愈。

太阴中风，四肢烦疼，阳微阴涩而长者，为欲愈。太阴病脉浮者，可发汗，宜桂枝汤。

三阴经亦有伤寒中风，阳症脉长，有外传阳明之诊，故欲愈。若太阴病脉浮，则外传太阳，故可发汗，宜桂枝汤。

少阴病，身体痛，手足寒，骨节痛，脉沉者，附子汤。

此少阴经阴症身痛也，故用附子汤。

下利腹胀满，身体疼痛者，先温其里，乃攻其表。温里，宜四逆汤；攻表，宜桂枝汤。

此条厥阴经，里有寒而下利，表有邪而身痛也。里气虚寒，风寒得入而身疼痛，故先温其里，后攻其表。

**麻黄汤　羌活汤　桂枝汤**

三方见恶寒。

加减法俱详恶寒。

**加减防风汤**

防风　荆芥　羌活　独活　川芎　甘草　生姜　芍药大枣

此方家秘治三时太阳经身痛、头痛、风湿等症。

**桂枝人参芍药汤**

桂枝　人参　白芍药　生姜　甘草　大枣

此方治里气虚寒，发汗后身仍痛，邪仍在，脉沉迟，不可再发汗，故以小建中汤加人参，扶元气以逐表邪。

**黄芪建中汤**

白芍药　甘草　桂枝　黄芪

此方治表虚身痛，误汗亡阳者也。前以里气虚，不能逐邪外解而痛，故用建中汤加人参；此以表气虚，不能卫外而痛，故用建中汤加黄芪。一以人参、桂枝同建功于内，逐邪于外；一以黄芪、桂枝同实表于外，固密卫阳。

**四逆汤①**

附子　干姜　广皮　甘草

阴症身痛，四肢厥冷，以此方温里，加广皮，则阳气愈和。

**理中汤**

见漱水不咽。

阴症身痛，皆由中气虚寒，用理中汤，则阳气周流，表里通达。

**犀角地黄汤**

生犀角　山栀　生地　赤芍药　当归尾　泽兰叶　荆芥　楂肉　牡丹皮　红花

热邪不得外发，瘀热伏结血分，故发热面目皆黄，遍身疼痛。用此方清上焦之热，消上焦之血也。

**桃仁承气汤**

见畜血。

**人参白虎汤**

见潮热。

**羌活防风汤**

见发黄。

**防风神术汤**

见头痛。

**石膏神术汤**

① 四逆汤：《伤寒论》此方无"广皮"。

石膏　熟苍术　甘草

此湿温身痛之方。上部痛，加防风、荆芥、白芷、川芎；下部痛，加防己、秦艽、黄柏。

## 大青龙汤

见烦躁。

## 平胃发表汤

家秘治寒热胸满无汗症。

羌活　柴胡　干葛　枳朴　半夏　广皮

## 理肺发表汤

家秘治寒热喘咳无汗症

羌活　柴胡　干葛　枳壳　桔梗　桑皮

上二方，家秘一以治胃主肌肉，胃家凝结，胃阳不得敷布，作汗散邪；一以治肺主皮毛，肺受外邪，皮毛闭塞，不得作汗。此二条不独治身痛，凡系散邪妙诀。足冷腰痛，加独活；夜间热，加升麻；汗少，加防风。

# 头　痛

伤寒头痛，常痛不休，不比内伤头痛，时作时止。故伤寒头痛发热，三阳经者多。然三阳中，惟太阳经更多，故头痛身痛，恶寒发热，两足常冷，皆太阳表症也。无汗脉浮紧，北方冬月麻黄汤，南方羌活败毒散；有汗脉浮缓，北方冬月桂枝汤，南方加减防风汤合川芎汤。少阳经头角痛，痛引耳前后，发热无汗，脉浮紧，柴胡防风汤；脉弦而数，寒热往来，合目自汗，呕而口苦，小柴胡汤。通加川芎，入胆，上行头角。阳明经额前痛，痛连眼眶，脉洪而长，发热无汗者，葛根汤加葱白、白芷、升麻；有汗发热，脉洪而数，烦渴引水，白虎汤加葛根、白芷。若手足濈濈多汗，大便不行，脐腹胀满，虽有头痛之表症，亦用大干葛汤下之。又有头痛鼻塞，咳嗽喘急，每夜寒热，此风寒入肺，即伤风头痛也，宜芎苏泻白散。若无汗恶寒，脉浮紧，加羌活。又有风温头痛，宜防风散加石膏、干葛；湿温头痛，宜防风神术汤。又有时常头风痛者，羌活选奇汤。顽痰头痛，胸满恶心者，二陈汤加南星、海石。饮家头痛，胸胁胀满，恶心呕吐，平胃二陈汤、导痰汤，甚者控涎丹，不愈再加瓜蒂散，搐鼻出黄水。又火痰头痛，栀连二陈汤加胆星。又有阴火头痛，四物汤加黄柏、知母。另有阴症头痛，此直中阴经之寒症，北方人有之，江浙则少。又有冒寒头痛，遇冷头痛，似阴症头痛，实非阴症寒痛，皆是内有痰饮积热，外遇寒冷抟击而痛也。

太阳之病，脉浮，头项强痛而恶寒。

此合论太阳经表症，必脉浮，头项强痛而恶寒，宜发汗者。

太阳病，头痛发热，汗出恶风者，桂枝汤主之。太阳病，头痛发热，身疼腰痛，骨节疼痛，无汗而喘者，麻黄汤主之。

此分论太阳病中风、伤寒二症，各立方以主治也。

太阳病，头痛，至七日以上自愈者，以行其经尽故。若欲再传经者，针足阳明，使经不传。

针阳明，刺腕骨、余骨、合谷三穴也。言太阳病头痛发热之症，若七日以上，行其经尽，自愈者则已。若不愈，针此三穴，使不传经。

伤寒，不大便六七日，头痛有热者，与小承气汤。其小便清者，知不在里，仍在表也，须当发汗。若头痛者，必衄，宜桂枝汤。

不大便六七日，有里热，即头痛，亦宜小承气汤下之。但验其小便，若不赤，邪热未入里，须当发汗，故宜用桂枝汤。若服后，头仍痛者，此热邪得桂枝之热，侵入阳明，必迫血从鼻而衄矣。"宜桂枝汤"句，应在"须当发汗"句之下。

太阳中风，下利呕逆，表散者，乃可攻之。其人漐漐汗出，发作有时，头痛，心下硬满，引胁下痛，干呕短气，汗出不恶寒者，此表解里未和也，十枣汤主之。

此条详注呕吐门。

阳明病，表里大热，烦渴引饮，头痛如破者，宜竹叶石膏汤。

阳明表里之症，当用干葛石膏汤。今因烦渴引饮，头痛如破，此火热上冲猛烈，故用竹叶石膏汤。

阳明头痛，不恶寒反恶热，大便实，宜调胃承气汤。

不恶寒反恶热，大便实，阳明里热症也。不用大承气者，微示头痛症不可大下也。

伤寒，脉弦细，头痛发热者，属少阳。不可发汗，汗之则谵语，此属胃。胃和则愈，胃不和则烦而悸。

头痛发热，是太阳症，今脉弦而细，属少阳之脉，故不可用麻黄汤误汗。

厥阴头痛，干呕吐涎沫，吴茱萸汤主之。

此厥阴经阴症头痛也。

**麻黄汤**

见恶寒。

**羌活冲和汤**

见发热。

**桂枝汤**

见恶寒。

**加减防风汤**

见身痛。

**川芎汤**

川芎　苍术　羌活　防风　荆芥　甘草

此治太阳经，风湿头痛方也。兼寒者，加细辛；阳明见症，加白芷；少阳见症，加柴胡；有火者，加黄芩，即合选奇汤。

**柴胡防风汤**

即小柴胡汤加防风。

此治少阳风邪头痛之方。

**小柴胡汤**

加减详寒热门。

**二白干葛汤**

葱白　白芷　干葛　升麻

此阳明表邪头痛之方。症兼太阳者，加羌活、防风、川芎；症兼少阳者，加柴胡、川芎；胸前呕恶，合二陈平胃散；有火者，加栀、连。

**白虎葛根汤**

知母　石膏　葛根　白芷

此阳明里热头痛之方。若带太阳表邪，加羌活、防风；症兼少阳，加柴胡、川芎；小便黄赤，加木通、滑石；大便不通，有下症者，加酒煮大黄。

**大葛根汤**

干葛　石膏　枳壳　大黄　广皮　甘草　知母

此治阳明表邪未尽，大便秘结，积热上冲头痛之方。若带恶寒表热，症兼太阳者，即不可用。

**芎苏泻白散**

川芎　紫苏　防风　桑白皮　地骨皮　荆芥　甘草

此治风伤肺气，咳嗽寒热头痛之方。若症兼太阳，加羌活；兼阳明，加干葛、白芷；兼少阳，加柴胡。

### 防风散

防风　桔梗　厚朴　甘草　石膏　干葛

此治肺胃二经，风热上冲头痛之方。防风散风，石膏清热，与桔梗同用，清肺也，与干葛同用，清胃也。厚朴、甘草和胃气，以升降浮沉也。兼少阳者，加柴胡、川芎、薄荷、荆芥。

### 防风神术汤

防风　苍术　甘草　石膏

此治风湿热三气头痛之方。风气胜者，倍防风加羌活；湿气胜者，倍苍术加白芷；热气胜者，倍石膏加黄柏；太阳见症，加藁本；阳明见症，加升麻；少阳见症，加柴胡。通加川芎少许，上行头角。

### 羌活选奇汤

羌活　防风　黄芩　甘草

此治太阳风热头痛之方。若少阳见症，加柴胡、川芎；阳明见症，加升麻、白芷；风热甚，加薄荷、荆芥、槁本①；里有积热，加栀、连；若时常痛发，俗名头风痛者，加蔓荆子、槁本；冒寒即痛，加细辛、川芎。

### 星石二陈汤

即二陈汤加胆星、石菖蒲。

此治痰饮凝结中腕②，上冲头额，时常作痛之方。兼风者，

---

① 槁本：即藁本。槁，借作"藁"。
② 中腕：即"中脘"。腕，"脘"的讹字。

加防风、荆芥；兼火者，加栀、连；兼寒者、加细辛、川芎；发热恶寒，加羌活；头额作痛，痛连于目，加干葛、白芷、升麻；往来寒热，痛连头角，下连耳之前后，加柴胡、川芎。

### 平胃二陈汤

即二陈汤和平胃散。

时常头痛，俗名头风痛，本于内伏痰积，外冒风寒，是以头痛之症若兼恶心饱闷者，必痰积作患。余尝以此方合保和散，重加豆蔻、石菖蒲、莱菔子，除去在胃之病根，则痛不发。

### 导痰汤

见似疟。

头痛症，兼呕吐恶心者，则以此方治痰饮。若外冒寒者，加羌活、细辛、蔓荆子、川芎、藁本；冒风者，加防风、荆芥；冒暑热者，加黄连、滑石；冒风湿者，加防风、苍术、白芷、石菖蒲。

### 控涎丹

甘遂　大戟　白芥子

痰饮伏于胁下作痛，名悬饮、支饮，用十枣汤。痰伏胃家，上攻头额作痛，则用控涎丹。同用甘遂、大戟，彼以芫花易白芥子，此以白芥子易芫花。同一痰饮病，一痛于胁，一痛于头，故有上散下行之不同。

### 二陈栀连胆星汤

即二陈汤加栀、连、胆星。

上条皆是痰饮，此乃痰火上冲，若外有感冒，加散表之药，先去外邪。

### 四物知柏汤

即四物汤加知母、黄柏。

此方本治内伤阴火，内冲头痛，立此互考，相得益彰。

**十枣汤**

见胁痛。

**竹叶石膏汤**

见口渴。

**调胃承气汤**

见大便结。

外感头痛，禁用下行，今以阳明头痛，不恶寒反恶热，大便实，故以此方微下之。

## 项　强

项强症，有伤寒、痉病之别。欲论伤寒项强，必以痉病项强互相发明，始得详悉。如《伤寒》总论项强曰：太阳之为病，脉浮，头项强痛而恶寒。其分论项强曰：太阳病，发热项强，汗出，脉缓者为中风；太阳病，头痛项强，发热身疼，腰痛恶寒，无汗，脉浮紧，为伤寒。《金匮·痉病》总论项强曰：太阳病，身体强几几①然，脉反沉迟，身虽热，手足冷，颈项强急，独摇头，卒口噤，背反张，名痉病。其分论痉病曰：太阳病，发热无汗，头项强，反恶寒，名曰刚痉。太阳病，发热汗出，而不恶寒，名曰柔痉。详其经络，伤寒项强属三阳表症；痉病项强，则有三阳三阴表里各条，此症之分别也。详其脉象，伤寒门则曰：脉浮而紧，脉浮而缓；痉病门则曰：脉沉细，脉沉迟，此脉之分别也。详其治法，伤寒门仲景以太阳病，项背强

————

① 强（jiàng 将）几（shū 书）几：形容项背拘急，俯仰不能自如。几几，短羽之鸟，伸颈欲飞不能之状。

几几，无汗恶寒，脉浮紧，冬月麻黄加干葛汤，余三时陶氏推广防风羌活汤，今余改用羌活加葛根汤，以表药而治无汗之伤寒项强。若太阳病，项背强几几，反汗出恶风，脉浮缓，冬月桂枝加干葛汤，陶氏推广加减冲和汤，今余改用防风加葛根汤，以风药而治有汗之中风项强。其在阳明，目痛，鼻干，不眠，调脉，干葛汤主之。其在少阳，身热，恶风寒，头项强，胸胁满，羌活防风柴胡汤主之。风温项强，防风石膏汤；风湿项强，苍防汤；湿温项强，神术汤。以上言伤寒项强各条治法之分别也。至论痉病项强，《金匮》则曰：病者身热足寒，颈项强急，恶寒，时头热，面赤目赤，独头动摇，卒口噤，背反张者，痉病也。若发其汗者，寒湿相得，其表益虚，即恶寒甚，发其汗已，其脉如蛇。伤寒项强，身热足寒，又见恶寒者，用麻黄汤主治。今痉病项强，目赤口噤，背反张，血液干竭，筋失所养，脉细之症，又不可误用麻黄汤。故下文云：太阳病，其症备，身体强几几然。确似太阳伤寒症，若脉不浮紧急大，即非伤寒而不可用麻黄。若脉反沉迟，此是痉病，当用瓜蒌桂枝汤主之。下文又云：太阳病，若无汗而小便反少，气上冲胸，口噤不得语，欲作刚痉，葛根汤主之。夫太阳无汗之项强，本是麻黄汤发汗症，以其气上冲胸，口噤不得语，又是阳明之症，故以葛根汤双解太阳、阳明两经之邪。若失用葛根清解阳明表邪，即用寒凉清里，则口噤不语之后，又变介①齿。是此可见痉病无汗，亦有可汗者，但因其脉沉迟，难用麻黄发汗耳。然痉病项强亦有当下者，故下文又云：痉为病，胸满口噤，卧不着席，脚挛急，必介齿，可以大承气汤。此言痉病，若表邪尽解，惟

---

① 介：借作"齘"，磨牙。

存胸满口噤，卧不着席，脚挛急，介齿，一派里热内结，亦可与大承气。按此则《金匮》一立瓜蒌桂枝汤，和营卫，清痰涤热，而为解肌和解之方；一立葛根汤，散阳明、太阳在表之邪，而为无汗刚痉发表之方；一立承气汤，以清阳明表解里热，有汗柔痉攻下之方。如是则汗、下、和解，三法全矣。此言痉病项强各条治法之分别也。余以痉病项强，以伤寒项强，则明项强症应从太阳表邪主治，而有发汗法门。今以伤寒项强，参以痉病项强，则明项强症亦有阳明里邪主治，而有承气下行法门。考之杂症门，颈项强痛，不能回顾，右脉数大，有用二陈汤加羌活、黄芩而治者。今余推广项强而兼胸满口噤、介齿不语等症，亦有痰凝食滞，脉滑有力，可用二陈导痰汤、平胃保和散而治者。以口噤介齿，中焦凝滞，寒凉抑遏者不少。再考《内经》分十二经俞穴，立刺法主治，则知各经皆有项强之症，原非太阳、阳明表邪里热二条可尽者。

太阳病，项背强几几，反汗出恶风者，桂枝加葛根汤。

曰太阳，不曰阳明，然加葛根，兼阳明不待言矣；不曰风伤卫，然用桂枝葛根汤，则风伤卫之症明矣。

太阳病，项背强几几，无汗恶寒者，麻黄加葛根汤。

不曰寒伤营，然用麻黄葛根汤，其为寒伤营亦明矣。

服桂枝汤后，或下之，仍头项强痛，翕翕发热，无汗，心下满，微痛，小便不利者，桂枝汤去桂加茯苓白术汤。

头项强痛，翕翕发热，服桂枝汤，当汗出热减。今仍头项强痛，发热无汗，心下满痛，小便不利，乃是水饮内结，故以此方治之。

伤寒四五日，身热恶风，头①项强，胁下满，手足温而渴者，小柴胡汤。

伤寒四五日，少阳时也；身热项强，胁下满，少阳症也。手足温而渴，故以此方清少阳之表里。

结胸者，项亦强，如柔痉之状。下之则和，宜大陷胸丸。

言结胸者，项亦强，是结胸又兼项强等症；言如柔痉之状，则有汗出而无表邪，故用大陷胸丸。

太阳与少阳并病，头项强痛，或眩冒，时如结胸，心下痞硬者，当刺大椎第一间、肺俞、肝俞，不可汗，汗则谵语，脉弦。五六②日谵语不止，刺期门。

头项强痛，太阳症也。眩冒如结胸，心下痞硬，少阳支结症也，故曰太阳与少阳并病。刺肺俞，则泄太阳之病；刺肝俞，则泄少阳之邪。

太阳少阳并病，心下硬，颈项强而眩者，当刺大椎、肺俞③。慎不可下之。

上条少阳症多，故刺肺俞、肝俞；此条太阳症多，故但刺肺俞，以泄太阳。上条少阳症多，故禁汗；此条太阳症多，故禁下。

### 麻黄加葛根汤

葛根　麻黄　桂枝　甘草　芍药　生姜　大枣

此仲景治太阳症，项背强几几无汗之方。加葛根者，以颈项三阳交会，阳明亦所主者，然辛温太过，三时热令，化立辛凉解表方法。

---

① 头：《伤寒论》作"颈"。

② 六：《伤寒论》无，疑衍。

③ 肺俞：此后《伤寒论》此下有"肝俞"二字，底本脱。

### 桂枝加葛根汤

桂枝　葛根　芍药　甘草　生姜　大枣

此仲景治太阳病，项背强几几有汗之方。按二方俱加葛根，则项强，太阳与阳明症矣。若热令南方，用羌、防易桂枝。

### 防风羌活汤

羌活　防风　荆芥　柴胡　干葛　甘草

陶氏以此方，代仲景太阳病，项背强几几，无汗恶寒之麻黄干葛汤者。冬令，加生姜；夏令，加石膏；里有积热，加川连；胸前饱闷，加枳壳、厚朴。

### 羌活加葛根汤

羌活　葛根　防风　荆芥　柴胡　前胡　川芎　广皮　甘草

太阳项背强几几，无汗恶寒，仲景用麻黄葛根汤，陶氏用防风羌活汤。今余以此汤治南方热令积热之人，外冒表邪之症。

### 加减冲和汤

防风　羌活　黄芩　石膏　广皮　甘草

此方陶氏治太阳项背强几几，汗出反恶风者。前条以无汗恶寒，故不加凉药；此条因有汗项强，故用黄芩、石膏。然再加葛根，不失仲景本意。

### 防风加葛根汤

防风　干葛　甘草　黄芩　山栀　广皮

仲景有汗项强，以桂枝加葛根汤治之。今余以防风易去桂枝，加入葛根，更名防风葛根汤。恶寒身痛者，加羌活、独活；时寒时热，加柴胡；头痛，加川芎；湿胜身重者，加苍术、白芷；汗多者，加白芍药。

### 羌活防风柴胡汤

羌活　防风　柴胡　黄芩　甘草　广皮　半夏

此方即小柴胡汤加羌活、防风，治太阳、少阳两经表邪项强者也。然热令，宜加知母、石膏；寒令，宜加生姜、苏叶。

**防风石膏汤**

防风　石膏　干葛　白芷

风温之症，多有项强，故以防风散风，石膏治温。然此治阳明者，症兼太阳，加羌活；兼少阳，加柴胡。

**苍防汤**

苍术　防风　白芷　川芎

项强症，风湿居多，故用燥湿散风。若兼热者，加石膏、黄芩；兼太阳表症，加羌活；少阳寒热，加柴胡。

**神术汤**

苍术　石膏　防风　干葛

湿热见风，则发项强，故以苍术、防、葛散风胜湿。然此皆治阳明，若症兼太阳少阳，加羌活、柴胡。

**瓜蒌桂枝汤**

瓜蒌根　桂枝　甘草　白芍药　生姜　大枣

痰结中脘，亦发项强之症，此即小建中汤加瓜蒌根，助中州化痰涎。痰多呕逆，加半夏、广皮；胸前凝滞，加砂仁。以中气虚，不能运化，必宜建中涤痰耳。

**调脉葛根汤**

葛根　前胡　防风　甘草

此治阳明表邪项强之症。若太阳见症，加羌活；少阳见症，加柴胡；里有积热，唇焦口渴，加知母、石膏。

**大承气汤**

见大便结。

### 二陈导痰汤

即二陈汤导痰汤同煎。

项背强直之症，多以痰饮主治。盖中焦凝滞，则心胸、头背、颈项强直，以阳明主乎项。故此方涤痰化滞，清理阳明之里。

### 平胃保和散

即平胃散保和丸同研。

中焦食滞，每多项背强直不得卧下之症，故用此方。

### 二陈羌芩汤

即二陈汤加羌活、黄芩。

内有痰饮热结，外冒风热，以致项背强直，用此方。

## 咽 痛

《伤寒论》太阳、阳明咽痛各一症，悉属阳症也。少阴咽痛者六，阳热者四，阴寒者二。少阴阳热者四，治以猪肤汤、甘草汤、桔梗汤、半夏散；少阴阴寒者二，治以桂枝干姜汤、真武汤、四逆汤。另厥阴咽痛者一，亦阳症也，治以桔梗汤。夫咽痛，皆是阳热，今少阴经内有二症属寒者，何也？其一以汗多亡阳；其一以阴盛格阳。成氏云：甘草汤主少阴热壅咽痛者，桔梗汤主少阴寒热相搏①咽痛者，半夏散主少阴客寒挟痰咽痛者。《活人》云：以半夏桂枝甘草汤治伏气之病，谓非时之暴寒伏于少阴，日久乃发，先见咽痛恶寒，宛似伤寒，但脉不紧盛，反微弱，且见下利，俗名肾伤寒，治以半夏桂枝甘草汤，次用四逆汤。吴氏云：凡阴症咽喉不利，故用以上诸法。若阳症咽

---

① 搏：光绪本作"抟"，义胜。抟，纠结。

喉痛，用甘露饮、玄参汤。戴人云：有初得病，无阳毒、阴毒等症，而咽喉自痛，此因感冒后顿用厚衣拥盖，或食生姜热酒即卧致是，此名因寒伤热咽痛，宜用凉膈散、甘露饮治之。又有先伤于热，欲取凉快，乃为外寒所束，此名因寒伤热咽痛，宜用凉膈散、甘露饮治之。又有先伤于热，欲取凉快，乃为外寒所束，此名因热冒寒咽痛，切不可骤用寒凉，宜用甘桔汤、双解散等。按三阳里症有咽痛，表症咽痛者少，以里未郁热故耳。然太阳症，有表寒外束里热，亦有咽痛。若少阳里有郁热，外冒表邪，亦有咽痛者。更有阳明胃有积热，太阴肺有积热，外冒表邪，皆有咽痛者。故三阳表症，亦有咽痛之症。以法论之，若无汗，恶寒，脉浮紧者，太阳表症为重，宜先散表，羌活冲和汤重加甘、桔，俟汗出表解，然后清热，切不可早用寒凉，抑遏表邪。阳明里热者，有用清胃汤加甘、桔。少阳里热者，方可用柴胡清肝饮。太阴肺素有热，凉膈散。若带表邪，仍用散表之药。咽痛甚者，刺少商穴，稍见血出即愈。咽痛喉边肿起一块，以针刺肿处，出血则愈。如喉一片皆肿，难以遍刺者，以冰、硼、炉甘石，研细吹痛处，时以薄荷汤漱口。

### 家秘荆防甘桔汤

荆芥　防风　甘草　桔梗　薄荷　大力子①

恶寒身痛，加羌活；腰痛足冷，加独活；潮热，加升麻、柴胡。古方升麻玄参汤，和解阳明咽痛者，加羌柴，兼太阳、少阳治之矣。三阳咽痛皆热邪，然用寒凉反剧，以其旧有故热在里，新受暴寒外束，家秘多冲萝卜汁，取其甘寒善散耳。

**太阳病下之，脉紧者，必咽喉痛，半夏汤。**

---

① 大力子：即牛蒡子。

太阳病应散表，反误下，不成结胸，但见脉紧，此太阳表寒未散，内薄①咽喉而必痛，故用半夏桂枝汤，散太阳表寒。此因误用寒下抑遏，故用辛散，非阳经咽痛，概可慢用。

阳明病，但头眩，不恶寒，能食而咳，其人必咽痛。若不咳，则咽不痛。

此申明阳经咽痛，多因火热上冲，不同寒邪抑遏，妄用辛温从治。

少阴病，下利清谷，里寒外热，手足厥逆，脉微欲绝，身反不恶寒，其人面赤色，或腹痛，或干呕，或咽痛，或利止，脉不出者，通脉四逆汤主之。其脉即出者愈。

此申明里真寒，外假热，咽中痛，虚阳上浮也。

少阴病，下利咽痛，胸满心烦者，猪肤汤主之。

少阴下利阴寒者多，今咽痛，胸满心烦，则是阳火，故用猪肤润燥。

少阴病，二三日，咽痛者，可与甘草汤。不瘥，与桔梗汤。

此少阴热邪咽痛也。以甘草汤，设不瘥，再与桔梗汤，以开提肺邪。

少阴病，咽中痛，半夏散及汤主之。

少阴病，咽中伤，生疮，不能语言，声不出者，苦酒汤。

咽痛之症，可用半夏散及汤治之。若咽中痛而生疮，直至声音不出，则桂枝有碍热邪，故以苦酒、半夏、鸡子白，润燥温散所伏之寒邪。

伤寒先厥后发热，下利必自止，而反汗出，咽中痛者，其

①　薄：迫近，侵犯。

喉为痹。发热无汗，而利必自止，若不止，必便脓血，便脓血者，喉不痹。

伤寒先厥后发热，下利必自止。反汗出，则是里热太过，故咽中痛，喉中痹。发热无汗，而利必自止。仍不止，则邪热内攻肠胃，故便脓血。既便脓血，热邪不上冲，而喉不痹。

**半夏汤**

半夏　桂枝　甘草

此方本为太阳表有寒邪，应散表，误下，寒邪伏于咽喉，结聚痰涎而作痛，故用辛温散解，非概治阳经咽痛也。

**通脉四逆汤**

干姜　附子　甘草　葱白

咽中作痛，要分三条：表邪不散，宜散表；积热上冲而痛，宜辛凉；虚阳上浮，家秘用此方加凉药少许，恐有拒格之患耳。

**猪肤汤**

猪皮一斤，去毛去肉，水煎，去渣，加白粉、白蜜少许，煎服。

少阴咽痛，以肾水不足，水中火发，上刑肺金。猪肤系北方水畜，水能制火，皮能润肺。后人宗此，化黑驴皮，用阿井水煎膏，以治咳嗽、嗽血。家秘用龟板，性同猪皮，刮净煎膏，补肾水，润肺燥，取补北方制南方，则西方不受火制。

**甘草汤**

甘草二两水煎

《千金方》治肺痈，《伤寒论》治咽痛，同用甘草一味，以咽痛、肺痈，肺受火刑耳。仲景心下痞满，以甘草、黄连同用，取其直折心火。后以甘草、生地、木通同用，导去心经之火。后人又以二方合用，而泻火全矣。然不用于咽痛，不可骤用苦寒耳。上方用猪肤汤，壮北方肾水，以制龙雷之火，克肺也。此方用甘草一味者，泻南方之心火，克肺也。

### 桔梗汤

桔梗一两　甘草一①两

原文云：少阴病，二三日，咽痛者，可与甘草汤。若不瘥，与桔梗汤。按甘草泻心火，服之痛不愈，此火邪结住肺中，不得外解，故以桔梗开发肺气，同甘草泻出肺中伏火。因此悟得欲清肺中邪结，必要开肺、清肺，二味同用，则肺中之邪始出。余化此方法，加防风于泻白散中，以解肺风；加石膏于泻白散中，以泻肺火。本宗于此。

### 半夏散

即半夏桂枝甘草汤。

半夏　桂枝　甘草

前条客寒伤于太阳，失汗误下，寒邪内结咽喉而痛者，以半夏汤荡之。今以客寒伏于少阴，伏气肾伤寒咽痛，又以此汤更为半夏散以散之。可②太阳之邪结在浅，少阴之邪伏于深矣。

### 苦酒汤

苦酒　半夏　鸡子白

仲景以半夏汤，治太阳表邪内伏，作痛咽喉。又以半夏散，治少阴伏气咽痛。今以少阴咽中生疮，不能语言者，又以苦酒汤治之。夫寒邪挟痰，伏于咽喉而痛，可用半夏以散痰，桂枝以散邪。若热痰攻咽成疮，而声音不出，则不可妄用辛温，故去桂枝，易以苦酒、鸡子白，温散润燥治之。

---

① 一：《伤寒论》作"二"。
② 可：昌福本此后有"知"字，义胜。

**甘露饮**

知母　麦冬　连翘　薄荷　桔梗　黄芩　玄参　滑石　石膏　甘草

咽喉之症，客寒内伏，仲景立辛散之方，以戒苦寒直折。余今又不得不补赘苦寒之方，以治三阳热毒上冲，非违背前贤，实相需互备也。

**玄参汤**

玄参　山栀　麦冬　天花粉　桔梗　知母　薄荷　甘草黄芩

此方清肺润燥，治实火咽痛。阳明有热，加升麻、石膏，即合玄参升麻汤。少阳有热，加柴胡、胆星。外冒风邪，加防风、荆芥。

**凉膈散**

连翘　桔梗　山栀　黄芩　天花粉　知母　薄荷　甘草玄参

此通治三阳上焦咽痛之方。症兼阳明，加升麻、干葛；兼少阳，加柴胡；若外感风寒发热，加防风、荆芥。

**甘桔汤**

详前。

**双解散**

柴胡　干葛　荆芥　薄荷　黄芩　玄参　石膏　知母　甘草　桔梗　防风

此治阳明少阳，先伤积热，又冒表邪，郁于上焦，咽喉作痛。

**羌活冲和汤**

羌活　防风　荆芥　白芷　黄芩　苍术　生地　广皮
甘草

此治太阳发热咽痛，无汗，脉浮者。症有燥热，去白芷、苍术，加入玄参、升麻。

### 清胃汤

升麻　生地　丹皮　山栀　甘草　黄连

阳明有热，肺受火制，故以此汤清胃治本。家秘治咽喉作痛各有分别，语言即痛，清肺为急；咽物即痛，清胃为先。

### 柴胡清肝饮

柴胡　黄芩　山栀　青皮　荆芥　甘草

《内经》云：一阴一阳，结为喉痹。少阳之火，恒结喉旁，故家秘治咽喉肿痛，多有兼治少阳者。

# 卷之二

云间秦景明从孙之桢皇士甫纂著

新安陈懋宽敬敷梓

咸宝楚良　棠荫南会订

杨鼎爵让侯　参阅

男堂周明　及门卫琰叙九　卫瑄式九

慎廷辅匡如　蒋思永子培甫仝较

## 似　疟

似疟者，发作有时而准也。按似疟与潮热，皆不失时候，但热不寒者名潮热，先寒后热者名似疟。故曰似疟，表症也。发于昼，邪在阳分、气分者轻；发于夜，邪在阴分、血分者重。若发于寅、卯二时，少阳症也，柴胡汤主之，寒多者加羌活、防风，热多者加黄芩、山栀。若发于辰、巳、午三时，或一日一发者，太阳症也，加减羌活汤主之，寒多倍加羌活、防风，热多加黄芩、山栀。发于未、申二时，或间日一发者，阳明症也，干葛汤主之。若寅、卯先见烦躁、烦热，至未、申而热甚者，阳明而兼少阳也，重加柴胡、黄芩。若发时寒多，加羌活、防风；热多，加知母、石膏。此以时候分各经主治之法也。又有一日一发，恶寒头痛，脉浮而数，为太阳经，即以前方羌活汤。若间日发作，热多寒少，脉长而大，烦渴消水者，为阳明经，即以前方干葛汤加减主之。若寒热口苦，脉弦而数者，为少阳经，即以前方小柴胡汤加减服之。此又据症据脉，分各经主治之法也。寒热发在午前者，表症也，宜发表；寒热发在午后者，邪在半表半里，一半散表，一半清里；若但热不寒，发在午后者，瘅阳症，宜清里为急。大凡似疟，发作不愆其期者，则非虚热，不论日数，悉作邪治。有表邪恶寒，失散表邪，内伏变症；有里邪，失治里邪，病必不愈。若发时手足皆冷，甚至麻木，此积热从内发外，风寒束其外，里热不得发越，是以手足反冷，宜先散表邪，后清积热。积热先感，伏于内，未曾发病，风寒后感，束于外，其病乃发。后感之风寒，在外而近，故先寒；先感之积热，在内而远，故后热。积热本病，表寒标病，近者先治，故凡病先散表，后清里也。若发时胸前或满，或呕，或热，或嘈，或痛，或恶心，此痰饮内伏，故呕吐也，宜以二陈导痰汤。热令有火，加山栀、川连、冲竹沥热服。若胸前饱闷，呕吐不食，此食滞胃家，宜以平胃保和散、青皮槟榔散、草果饮，加白豆蔻、川连。若内有积热，忌辛燥者，冲萝卜汁。以似疟症必夹痰食而起者，故曰疟家中脘多畜黄水，肠胃有痰饮、积食，至其时则发作上潮，宜先用吐法，随用导痰汤、草果饮、保和散消尽痰积，重加槟榔、楂肉，则无疟母癖块之患。大凡痰饮、食积似疟症，若在热令发作，虽忌辛温燥味，又忌生冷抑遏，以此症最易变重。夫疟疾间日而发，发后清爽，仍能行走饮食。若一日一发，发后身虽凉，不能起身饮食，乃太阳经先寒后热之寒热病，非真疟也。初起先寒后热，宛似疟症，失忌风寒饮食，一热不凉矣。此症如发热汗多，表邪不解，久病不愈，直待汗少，方是热减可愈之机。若一起从来无汗，或汗向少，尚有恶寒表症，直待汗多，方是表邪解散之征。故曰无汗，恶寒，表症也，欲其有汗，散表为先；有汗，潮热，里症也，欲其无汗，清里为急。如初起胸前饱闷，恶寒发热，不思饮食，此胃家有滞，直待胸前宽适，饮食能进，方有愈期。若胃强能食，发热不止，此阳明有热，必减其饮食，则谷气不助热邪而热自减，故云日暮微烦，减谷即愈。

太阳病，得之八九日，如疟状，发热恶寒，热多寒少，其人不呕，清便欲自可，一日二三度发。脉微缓者，为欲愈也；脉微而恶寒者，此阴阳俱虚，不可更发汗、更下、更吐也；面色反有热色者，未欲解也，以其不得小汗出，身必痒，宜桂枝麻黄各半汤。

太阳病，得之八九日，一日一发，先寒后热，如疟状，若其人不呕，清便，则里无邪，当自可。若一日二三度发，则是邪散，变轻而无准期，脉又见微缓，则为自愈。若仍见恶寒表症而脉微，当知阴阳俱虚，不可更发汗、更下、更吐也。若见面热赤色，此其表邪未解，未得小汗出，身必发痒，仍当发汗，冬月北方用麻桂各半汤，南方三时用羌活防风汤。

服桂枝汤，大汗出，脉洪大者，与桂枝汤，如前法。若形如疟，日再发，汗出必解，宜桂枝二麻黄一汤。

服桂枝汤，汗大出，病不解，脉反洪大，又与桂枝汤。又见形如疟，若一日两发，此是表邪欲解之象。因桂枝止治风邪，寒邪终不得散，故加麻黄一半，以散寒邪，则汗出而必解。可见太阳似疟，皆主散表，不比阳明似疟有汗下两条者。

病人烦热，汗出则解，又如疟状，日晡①所发热者，属阳明也。脉实者，宜下之；脉虚浮者，宜发汗。下之与大承气汤，发汗宜桂枝汤。

太阳如疟，皆表邪。今日晡发热，此阳明似疟之症。故分

---

① 日晡：古代时段名，约下午三点到五点。

脉沉而实，宜下之以大承气。脉若不实而浮，尚是太阳似疟，而以桂枝发汗也。

少阳篇曰：妇人中风七八日，续得寒热，发作有时，经水适断者，此为热入血室，其血必结，故使如疟状，发作有时，小柴胡汤主之。

此条专言女科热入血室似疟症。小柴胡汤兼治少阳、厥阴，再加引入血分之味。

**小柴胡汤**

见寒热、头眩二门。

按似疟症，若发寅卯二时，又见弦数之脉，以此方主治。若恶寒身痛，加羌活；无汗，加防风；胸前饱闷，加枳壳、厚朴、草果、白豆蔻；口渴，加知母、石膏、干葛；呕恶，加竹茹，倍半夏。

**加减羌活汤**

见恶寒。

似疟发于午前，见恶寒身痛，伸欠拘禁，为太阳症，故以此方发表。

**升麻干葛汤**

升麻　干葛　白芍药　甘草

此治阳明经有汗恶寒之疟。若无汗，去白芍药，加防风；恶寒身痛，加羌活；呕恶，加半夏、厚朴；口渴消水，加干葛、石膏；胸前饱闷，加草果、白豆蔻。

**白虎加桂枝汤**

似疟症，表有寒邪，忌白虎；里有积热，忌桂枝。今以石膏之清凉同桂枝，亦能散表；桂枝辛热同石膏，亦化清凉。桂枝治先恶寒，石膏治后发热。

**二陈导痰汤**

半夏 南星 枳实 赤茯苓 橘红 甘草 石菖蒲

胸前饱闷，又见寒热似疟，此因痰成疟，故立此方。外冒表邪，加羌活、柴胡、干葛；里有积热，加山栀、黄连、白豆蔻、厚朴。

**平胃散**

见谵语。

肠胃湿热，恒发似疟，若发时胸前饱闷，悉以食积主治。兼冒表邪，加羌活、柴胡、葛根、防风；内兼积热，加山栀、黄连、枳壳；食积重者，加楂肉一两，青皮三钱；呕吐，加竹茹、半夏、白豆蔻。

**草果饮**

草果仁 青皮 白芷 甘草 紫苏 白豆蔻 山楂 莱菔子

人冒外邪，但发寒热，不成疟症。若肠胃先有食积痰涎，后又外感风寒，则发似疟，故家秘以此消痰积。若发时恶寒身痛，此后感之表邪急也，加羌活、柴胡、升麻；口渴唇焦，先感之积热重也，加栀、连。

不思饮食，似疟不愈，消其饮食，不助热邪，而热自除。能食而似疟不愈，禁其饮食，不助邪热，而热自减。以似疟之症，皆因内有痰饮积热故耳。

**家秘截疟饮**

羌活 柴胡 升麻 半夏 厚朴 槟榔 青皮 枳壳 木通 楂肉

## 潮　热

潮热者，如潮水之有准，而不失其时。但热不寒，不若似症，先寒后热，尚有表症者。发作有时，不若发热、壮热、烦热常热不休者。杂症潮热，有实有虚；外感潮热，惟以阳明肠胃积热燥屎所致。故潮热多用清、下二法，以里症多也。然又有分别。发于寅、卯二时，先有微寒而热者，此少阳潮热。无汗脉浮，柴胡防风汤；有汗脉弦，小柴胡汤；大便秘，有下症者，大柴胡汤；虚人，柴胡引子。发于巳、午二时，或一日一发者，此太阳潮热。脉浮无汗，羌活冲和汤；热结膀胱，导赤各半汤，重加羌活。发于申、未二时，或间日发作者，此是阳明肠胃积热，宜川连枳壳汤；然脉浮无汗，尚宜干葛解肌汤；有汗脉大，口渴，用葛根白虎汤；若胸前饱闷，右脉弦滑，保和散，重加消导；若大便结有下症者，大干葛汤下之；若腹胀满作痛，欲大便不得便，手足漐漐多汗，用三乙承气汤。潮热不用发表之方者，以潮热无表症耳。若表邪未散者，仍用发散。是以潮热，亦有用双解散、小柴胡汤和解而愈者，未可徒恃清、下二法者。总之，自汗，脉沉数，无表邪之潮热，宜清里，不必解表；无汗，脉浮大，有表症之潮热，宜解表；即有里邪，亦只宜双解表里，未可单清里热，反碍表邪；即表邪尽解，里症潮热，如无下症者，未可即下。以上言有表、有里之潮热也。又有外不常热，每至五更，即觉烦热，至辰、巳或午、未、申，则内火上冲，或呕，或胀，或作痛，或胸前胁肋一片，每至其时，发热如火，一日一发，不愆其期，此积热痰火，内伏作患，从里发外之潮热也，宜升麻清胃汤合枳壳川连汤、栀连二陈汤，加海石、瓜蒌，清积热，化痰涎。甚至腹作痛、有下症者，导痰汤加大黄、玄明粉下之。若食滞未消，忌寒凉抑遏者，宜保和平胃散消食积。若痰食皆消，惟存积热不解，家秘用干葛而热从表解，川连同枳壳而泄大便，川连同木通而清小便，得内外分消之法。此言里有积热之潮热也。又有热病后，每至申、酉，微有潮热，此名日暮微烦，阳明肠胃积热未清，二便未滑，又食谷太早。仲景云：损谷即愈。此言戒谷食，并用寒凉，微下大肠，损其腹中之谷食，兼清其余热。宜用枳壳、木通、川连、大黄、黄芩、山栀以治之；或栀子豆豉汤加枳实、大黄，同食复主治亦可。

太阳病，重发汗，复下之，不大便，舌燥而渴，日晡小有潮热，从心下至小腹硬满而痛，手不可近者，大陷胸汤。

此条不治潮热，但治结胸，故详注结胸症。

阳明潮热，大便硬，可与承气汤。若不转失气，此但初头硬，后必溏，攻之必胀满不食。

此申明用承气法，必以转失臭气为粪定硬。若不转臭气，其粪初头一段虽硬，后即是溏粪，若误攻，腹必胀满不食。

阳明病，脉迟，汗出，不恶寒者，其身必重，短气腹满而喘，有潮热者，此外欲解，可攻里矣。手足汗出者，大便已硬也，大承气汤。若微发热恶寒者，外未解也，如热不潮，未可与承气汤。若腹大满不通者，可与小承气汤，微和胃气，勿令大泄。

阳明病，脉不浮大而迟缓，汗出不恶寒，且腹满潮热，手足汗出，大便已硬，可攻里矣。若尚见发热恶寒，又无潮热里症，未可用承气汤。即令腹大满，大便不通，只可与小承气汤，微和胃气，切勿大下。

阳明病，谵语有潮热，反不能食者，胃中必有燥粪①五六枚也。若能食者，但硬耳，大承气汤主之。

---

① 粪：《伤寒论》作"屎"。

此以不能食别①有燥屎，以能食别无燥屎，言阳明热本能食，今反不能食，此肠胃中填实，无余地纳谷，即大实大满互词，故断其必有燥屎五六枚，宜大承气汤主之。若能食者，但硬大便，未必有干结燥屎，未可用大承气汤。

阳明病，谵语发潮热，脉滑而疾者，小承气汤主之。与汤一升，腹中转失气者，更服一升。不转失气，勿更与之。明日不大便，脉反微涩者，里气虚也，为难治，不可更与承气汤也。

阳明病，谵语潮热，脉沉数，方是下脉。今脉滑疾，尚是浮动表邪之脉，且以小承气汤服之，察其若转失气，仍以小承气汤更服一剂。若不转矢气，勿更服。明日不大便，脉反微涩，则里气已虚，不可更投承气汤，故曰难治。

二阳并病，太阳症罢，但发潮热，手足絷絷汗出，大便难而谵语者，下之则愈，大承气汤主之。

太阳症罢，但发潮热，已无表证矣。汗出大便难而谵语，皆下症，故用大承气汤。

阳明病，脉浮而紧者，必潮热，发作有时。但浮者，必盗汗出。

阳明病中，复申脉浮而紧，即潮热发作有时者，亦不可早下，仍用太阳施治。发作有时，非发作定期，乃言发作时，必现太阳时候。例如辰、巳潮热，属太阳之时；上半日潮热，属表邪之时。即脉但浮不紧，表邪轻者，亦见盗汗出，尚是柴胡症也。此示人不拘脉与症，但见表邪起影②，即当从表治之。

**柴胡防风汤**

---

① 别：辨别。
② 起影：开始有点苗头。

柴胡　防风　干葛　甘草

此散少阳、阳明表邪之方。若恶寒身痛，加羌活；饱闷，加枳壳、厚朴；呕吐，加半夏、厚朴。

**小柴胡汤**

柴胡　黄芩　广皮　甘草　半夏　人参

此方和解少阳。若见恶寒身痛，仍加羌活、防风；口渴，去半夏，加天花粉；饱闷，去人参，加枳壳、厚朴；小便不利，加木通。

**大柴胡汤**

柴胡　黄芩　广皮　甘草　半夏　大黄

少阳表症①，里症又急，用此方双解表里。口燥渴，去半夏；腹中胀，加枳壳；小便涩，加木通。

**柴胡饮子**

此即小柴胡汤加大黄，大柴胡汤加人参，家秘治潮热便闭，本元虚者。去半夏，加当归、白芍，治血虚潮热，大便闭结。

**羌活冲和汤**

见发热。

**导赤各半汤**

见腹痛。

**白虎汤**

见口渴。

用此方，第一要分别有汗无汗，消水不消水，唇口焦与不焦，乃下手要诀也。

**大干葛汤**

---

① 少阳表症：昌福本、宁瑞堂本作"少阳表症未解"，义胜。

此从大柴胡汤双解少阳表里法中，化立此汤，双解阳明表邪未解，又见阳明里热有下症者。

**三乙承气汤**

枳壳　厚朴　大黄　芒硝　甘草

潮热，里症也。故一见下症，即用下法。

**大陷胸汤**

此方详注结胸症。

# 烦　躁

烦躁有阴阳表里四条。按烦与躁，同一烦闷不宁也。身大热，脉浮大，有表症，无汗而烦，名曰烦热，宜发汗。身不大热，脉沉数，无表症，汗多而烦，名曰烦躁，宜清里。另有不发热，脉沉迟，口不消水而烦者，名曰阴躁，用温里。夫烦热，表症；烦躁，里症；阴躁，阴症。是以烦躁，宜分表里阴阳。若太阳中风，汗出而烦躁，脉反浮紧，发热恶寒，身疼痛，此太阳经营卫两伤之烦躁，大青龙汤主之。若身痛无汗，脉浮紧，身大热而烦，此太阳经寒伤营之烦躁也，冬月北方用麻黄汤，三时南方用羌活汤。若发热有汗而烦，脉浮缓，此太阳经风伤卫之烦躁也，冬月北方用桂枝汤，三时用防风汤。若汗出不解而烦，渴欲饮水，小便不利，此太阳经热结膀胱之烦躁也，北方用五苓散，南方羌活木通汤。若发热无汗而烦，目痛鼻干，脉长浮洪，此阳明表症烦躁也，冬月葛根汤，三时升麻干葛汤。若有汗而烦，脉洪而数，口渴消水，此阳明里症烦躁也，白虎汤。若表邪尽散，脉沉而数，有下症而烦者，承气汤。若寒热呕而口苦，脉弦而烦者，此少阳半表半里烦躁也，小柴胡汤合栀子豆豉汤。若腹胀便闭，有汗而烦躁，此少阳有下症烦躁也，大柴胡汤下之。又有积热内结，外不大热，手足反冷，脉沉而数，口渴饮水，时有汗出而烦者，宜用清里。又有表邪伏于经络，中焦凝滞，表热不能外发，遍身反冷，脉反沉伏而烦热，宜用升散。总之，有汗之烦躁，里症也，宜清热；无汗之烦躁，表症也，宜散表；脉浮之烦躁，表症也，宜散表；脉伏之烦躁，伏邪也，宜升提；沉数之烦躁，里热也，宜清热；沉迟之烦躁，里寒也，宜温经。杂症烦躁，另具大方条内。

太阳篇曰：伤寒欲自解者，必先烦，乃有汗而解，何以知之？脉浮，故知汗出解。

此首揭伤寒表症，若欲作汗，必先见烦热躁闷，呻吟不宁之候。何以知之？以浮脉见烦，故知汗出而解。

太阳病，初服桂枝汤，反烦不解者，先利①风池、风府，却与桂枝汤则愈。

太阳中风，当用桂枝解肌。今服后反烦者，太阳之邪充塞肌窍，刺风池、风府，泄其所郁之热，再与桂枝，则愈矣。

中风发热，六七日不解而烦，有表里症，渴欲饮水，水入即吐者，名曰水逆，五苓散主之。多服暖水，汗出愈。

此条即太阳热结膀胱之烦。详注发热。

太阳，脉浮动数，头痛发热，微盗汗出，反恶寒者，表未解也。医反下之，动数变迟，膈内拒痛，短气躁烦，心中懊侬，阳气内陷，心下因硬，则为结胸。大陷胸汤主之。

此条言表邪未解，误下变结胸，当用结胸法。

结胸症具，烦躁者亦②死。

① 利：《伤寒论》作“刺”。
② 亦：昌福本作“则”。

结胸症见烦躁，则内水将竭矣，下之则死，不下亦死。

伤寒发汗解，半日许复烦，脉浮数者，可更发汗，宜桂枝汤。

发汗后，只解得半日许，又复烦，脉又浮数，不可更行麻黄，用桂枝汤解肌发汗。

伤寒下后，心烦腹满，卧起不安者，栀子厚朴汤主之。

烦而腹不满，表症也；腹满不烦，里症也。既烦且满，虽经下后，邪在半表半里，故以栀子去烦，厚朴泄满。

伤寒，医以丸药大下之，身热不去，微烦者，栀子干姜汤主之。

大下，过下也。肠胃因寒，用栀子去烦，加干姜以暖中。

下之后，复发汗，昼日烦躁不得眠，夜而安静，不呕，不渴，无表症，脉沉微，身无大热者，干姜附子汤主之。

昼夜烦躁，乃是阳症，今以汗下后，夜则安静，且不呕不渴，外无表症，脉又沉微，身无大热，此本是阳症，因汗下太过，故用温中之药。

太阳中风，脉浮紧，发热恶寒，身疼痛，不汗出而烦躁者，大青龙汤主之。

太阳中风症，又见浮紧伤寒脉，发热恶寒，身疼痛，不汗出烦躁之伤寒症，故用大青龙汤，双解营卫之邪。

太阳病，脉浮紧，无汗发热，身疼痛，八九日不解，表症仍在，此当发其汗。服药已，微除，其人发烦热，目瞑，剧者必衄，衄乃解。所以然者，阳气重故也，麻黄汤主之。

"麻黄汤主之"一句，在"当发其汗"下看者，从前诸注，皆误也。详注衄血条内。

服桂枝汤，大汗出后，大烦渴不解，脉洪大者，白虎汤①主之。

伤寒无大热，口燥渴，心烦，背恶寒者，白虎加人参汤主之。

二条详注口渴。重在烦，故用白虎。

太阳病，若吐、若下、若发汗，微烦，小便数，大便因硬者，与小承气汤和之愈。

此条详注大便硬。

病人不大便六七日②，绕脐痛，烦躁，发作有时者，此有燥屎，故使不大便也。

一派下症，不立下法，而大承气汤在矣。

得病二三日，脉弱，无太阳、柴胡症，烦躁，心下硬。至四五日，虽能食，以小承气汤，少少微和之，令小安，与承气汤一升。若不大便六七日，小便少者，虽不能食，但初头硬，后必溏。若未成硬，攻之必溏。须小便利，屎定硬，乃可攻之，宜大承气汤。

脉不浮紧，非表脉，无太阳、少阳表症，见烦躁心下硬，明表解而为里热烦躁矣。详注大便结内。

阳明病，不吐不下，心烦者，可与调胃承气汤。

言阳明病，无太阳、少阳表症，不吐不下，未曾伤其肠胃。若有心烦，是里热，调胃承气汤可与。

伤寒六七日，无大热，其人烦躁者，此为阳去入阴故也。

六七日传里之时，身无大热，表邪已解，其人反烦躁，则阳邪传入于里，宜用清里之法。

---

① 白虎汤：《伤寒论》作"白虎加人参汤"。

② 六七日：《伤寒论》作"五六日"。

### 栀子干姜汤

栀子　干姜

阳症烦躁用栀子，阴症发躁用干姜。今因本是阳症，宜清不宜下，反误下之，身热不去而微烦，故以二味合用。仲景常以一味解表药，一味清里药，和解表里之邪。今又化出一味寒药，一味热药，和解冷热不调，误下后之身热心烦，极开化方用药之妙悟。

### 栀子厚朴汤

即承气汤。

栀子　厚朴　枳实

小便不利，加木通；大便结，有下症，加大黄。

栀子豆豉汤，治心烦懊侬，腹不满，重在懊侬。此方去豆豉，加厚朴、枳实，治心烦、腹满，不懊侬，重在腹满。观此二方加减治烦，全在懊侬、腹满二症上分别，因此悟得仲景治寒伤营，无汗烦躁，用麻黄汤；风伤卫，有汗烦躁，用桂枝汤；营卫两伤之烦躁，用大青龙汤；热结膀胱，小便不利之烦躁，用五苓散；膈内拒痛，结胸烦躁，用大陷胸汤；大汗出烦渴，背恶寒，用白虎汤；无表症烦躁，心下硬，用大承气；阳症误下变阴，身热不去之微烦，用冷热各半之栀子干姜汤；下后复发汗，昼日烦躁，夜则安静，身无热之亡阳症，用干姜附子汤。要知表症烦躁，当汗之；里症烦躁，当清之；邪在半表半里，当和解之；有表复有里，当双解之；阴躁致烦，温之灸之。广而推之，凡治病，当如是也。

### 大青龙汤

麻黄　桂枝　甘草　杏仁　生姜　石膏　大枣

桂枝汤，治风伤卫之轻症，仲景之轻方也。麻黄汤，治寒伤营之重症，仲景之重方。其大青龙汤，恐麻黄汤太峻，故加大枣、生姜，补养胃气；加石膏，制麻、桂辛温。以烦躁之症，忌用温热，此变麻黄汤重方，而为稍轻之剂。后代皆注此方太峻，似乎反重于麻黄汤，千古差谬。

**桂枝汤**

见恶寒。

**羌活汤**

见发热。

**防风汤**

见身痛。

**五苓散**

见小便不利。

**羌独木通汤**

见发热。

**葛根汤**

见似疟。

**升麻干葛汤**

升麻　干葛　白芍药　甘草

阳明表邪烦躁，难用原方葛根汤辛温，以此方治之。若无汗恶寒，加羌活、防风，去白芍；胸前饱闷，加枳壳、桔梗；烦渴消水，加知母、石膏。

**白虎汤**

见潮热。

**承气汤**

见潮热。

# 谵 语

谵语者，语言狂妄也。阳明热极，上乘心肺，则神志不清，轻者睡中呢喃，重者不睡亦语。经云：谵语、独语、言语不休，与夫狂言、言乱等症，由其病之轻重而立名也。今分别表热谵语、心热谵语、胃热谵语、肺热谵语、食滞谵语、燥屎谵语、痰热谵语、畜血谵语，八①条分别。表热谵语者，身虽大热，两足独冷，或瘢疹内伏，或风湿相搏，一身尽痛，邪不外泄，内攻谵妄，病在太阳羌活汤，病在阳明升麻葛根汤，在少阳柴胡汤。心热谵语者，动则狂惊，静则自笑，舌胎黑刺，时时昏沉，无一刻清爽，左寸脉数，导赤各半汤。胃热谵语者，时或狂妄，时而清爽，唇焦口渴，舌生黄胎，右关脉数，清胃汤、三黄巨胜汤；手足多汗，表邪未解，下症急者，大柴胡、大干葛汤选用。肺热谵语者，肺主藏魄，肺受火伤，则魂魄不宁，时或悲泣，时或咳嚏，凉膈散主之。食滞谵语者，外冒风寒，内伤饮食，邪食胶固，则发谵语。惟以唇不焦，舌不干，渴不消水，与里热谵语为异，治宜保和散，倍加枳实、石菖蒲、山楂、莱菔子。食滞初起，须用探吐之法，随用消化之药，若早用寒凉凝滞，则谵语益甚。若下早，则胸前结聚，而成结胸。即有便闭、胀痛应下之症，亦止宜用芒硝、玄明粉，以硝消坚，行而不滞，切忌用大黄重浊凝滞之味。燥屎谵语者，胸中有邪热，腹中有燥屎，热结在里，下不得泄，上熏心肺，唇焦口燥，脐腹胀满，大便不通，手足时时多汗，此下症谵语也，三承气汤选用。痰热谵语者，心胃有痰火，攻冲胞络，则君主不宁，

---

① 八：原作"七"，据宁瑞堂本改。

而多谵语。此症口亦不渴，舌上滑胎，若服寒凉，则谵语愈甚，宜导痰汤；大便结者，指迷丸。吴氏以竹沥一盏，生瓜蒌根，打纯①绞汁一盏温服，涤痰清热，下顺大便，不比寒凝食滞不语之症，忌用寒凉清润之药。畜血谵语者，漱水在口，不得下咽，身目发黄，言语若狂，此上焦血也；小腹胀满，小便反利，下焦血也。在上者，犀角地黄汤，加红花、当归；在下者，桃仁承气汤。

阳明病，谵语，发潮热，脉滑而疾者，小承气汤主之。因与承气一盏②，腹中转失气者，更服一盏。若不转失气者，勿更与之。明日不大便，脉反微涩者，里气虚也，为难治，不可更与承气汤。

详注潮热条。自此以下四章，详别谵语，用承气法。

阳明病，谵语有潮热，反不能食者，胃中有燥屎五六枚也；若能食者，但硬耳，宜大承气汤。

详注潮热条。

阳明病，其人多汗，以津液外出，胃中燥，大便必硬，硬则谵语，小承气汤主之。若一服谵语止，勿更服。

详注自汗条。

汗出谵语者，以有燥屎在胃中，此为风也，须下之。必过经乃可下，下之若早，语言必乱，以表虚里热故也。下之则愈，宜大承气汤。

此章以"表虚里热"三句在"须下之"下者，千古错解。

详注自汗条，须互相查考。

---

① 打纯：昌福本、宁瑞堂本作"打烂"，义胜。
② 一盏：《伤寒论》作"一升"。

夫实则谵语，虚则郑声。郑声，重语也。

实邪谵语，狂妄不一；正①气不足，只将一语反复言之也。

直视谵语，喘满者死，下利者亦死。

直视谵语，恶候也，又见喘满，其死必矣。若见下利，亦必死。

发汗多，若重发汗者，亡其阳，谵语，脉短者死，脉和者则不死。

阳实谵语，邪乱神明，尚为可治。亡阳谵语，神魂无主，故脉短者死，脉和者尚可不死。

伤寒四五日，脉沉而喘满，沉为在里，而反发其汗，津液越出，大便为难，表虚里实，久则谵语。

脉沉为邪在里，今反发其汗，则津液越出，肠胃干涸，大便为难。仲景虽不立方，然微和胃气，跃然言内。

伤寒若吐若下后不解，不大便五六日，上至十余日，日晡所发潮热，不恶寒，独语如见鬼状。若剧者，发则不识人，循衣摸床，惕而不安，微喘直视，脉弦者生，涩者死。微者，但发热谵语者，大承气汤主之。若一服利，止后服。

吐下后不解，又不大便，独语如见鬼状，发则不识人，循衣摸床，惕而不安，微喘直视，脉弦尚有生理，脉涩者死。若脉微，但发热谵语，无以上恶候，可与承气汤。若一服而大便利，即不可再服。

**羌活汤　升麻葛根汤　柴胡汤**

三方见恶寒。

**导赤各半汤**

---

① 正：此前据文义疑脱"虚则郑声"四字。

川连　甘草　生地　木通　知母　滑石　麦冬　山栀　黄芩　犀角

心热谵语，宜清心经之热。欲清心热，莫如先利小便。

## 清胃汤

川连　升麻　生地　山栀　甘草

谵语清心热，一法也。亦有胃热谵语，宜先清胃者。故先立导赤各半汤，又立清胃汤也。

## 三黄巨胜汤

黄芩　黄连　大黄　山栀　石膏

此因三阳经皆热，故以三黄汤兼清三阳，加石膏、山栀，则功力巨大。

## 大干葛汤

见头痛。

谵语有下症者，理宜承气汤。若尚带阳明表邪，家秘以干葛、石膏，加大黄、枳壳，双解阳明表里。此从大柴胡双解少阳表里法中化立此方。要知清胃汤，清足阳明胃热者；大干葛汤，清手阳明大肠热者。

## 凉膈散

桔梗　黄芩　山栀　连翘　玄参　天花粉　薄荷　甘草　黄连　玄明粉

心热、胃热谵语，人所知之，至于肺热，人多不知。上焦热甚，则神魂迷荡，故凉膈清神，持治谵妄。

## 枳石平胃散

熟苍术　厚朴　广皮　甘草　枳实　石菖蒲　山楂肉　莱菔子

食滞胃家，外冒表邪，寒凝抑遏，皆发谵语，故立平胃保和散，倍加枳实、菖蒲、莱菔子。

**导痰汤**

半夏　南星　枳实　赤茯苓　橘红　石菖蒲　甘草　海石

有热加栀①连。

食滞谵语，用平胃消导；若痰结中脘，又当消痰。

**指迷丸**

　半夏　陈皮　甘草　白茯苓　枳实　玄明粉

痰结胃家，用导痰方法；热痰下结大肠，当用指迷丸。

**犀角地黄汤**

见身痛、衄血。

谵语如狂，亦有血症谛②者，以此方出入加减。

**桃仁承气汤**

见畜血。

**大承气汤**

见便结。

# 发　狂

经云：邪入于阳则狂。又云：重阳为狂。《伤寒》书以热毒入胃，并入于心，遂使狂言妄语，大渴引饮，然此指热甚一条而言也。夫发狂症，内伤有痰热、挟食、惊气、畜血、血虚、失精、神不守舍七者之分。今外感以表邪壅闭，里热内结、血畜、瘀毒、挟痰、食滞、阴躁七者之别，未可概以火热治之，而犯误下寒凉抑遏之弊也。表邪壅闭者，其人素有积热，外冒

---

① 栀：宁瑞堂本作"黄"。

② 谛：原是佛教用语，指真实无谬的道理。此指确实无误。

表邪，不得发泄，内扰神明，遂使志识昏迷，但见狂妄。即有表邪，因内有积热，不宜辛温发散；无汗，脉浮数，先以羌活冲和汤散表，后以双解散和解表里。邪热内结者，六脉沉数，唇焦口渴，手足多汗，狂乱谵语，二便闭涩，当以黄连解毒汤、凉膈散、导赤各半汤清利里热。若大便不通，有下症者，承气汤下之。畜血发狂者，如狂喜忘，漱水在口，不能不咽，寸脉见芤者，血畜上焦也，当归桃仁汤主之；小腹硬满，小便自利，尺脉见芤者，血畜下焦也，桃仁承气汤，甚者抵当汤。癥毒发狂者，内伏癥毒，外被风寒所束，或食生冷抑遏，或因食滞中焦，癥毒不得发越，内扰神明，左脉或浮或躁者，羌活败毒散。生冷抑遏，食滞中焦，右脉滑大者，保和散、平胃散。时气发狂者，四时之疫气沿门患之，当察时令所属，应发表者，羌活败毒散；应和解者，双解散；应清凉者，凉膈散、黄连解毒汤。另有挟食发狂者，外感时令，内伤饮食，滞于中焦，则多谵狂①，症似阳狂，但脉大不数，口不消水为异，亦宜平胃保和散等，煎汤服之。又有挟痰发狂者，中脘有痰，胸膈痞满，迷塞包络，口出无伦语，症似阳狂，但唇不焦，口不渴，舌有滑胎，痰在上焦，寸脉滑大，法先吐之，盐豉汤探吐；痰在中焦，关脉洪滑，二陈汤加竹沥、胆星；有结痰痰积者，加海石、瓦棱子；胁肋胀满作痛，有实候者，先以导痰汤服之；有下症者，后以滚痰丸下之。阴躁发狂，另具阴症门。

太阳病不解，热结膀胱，其人如狂，血自下者愈。其外不解者，尚未可下，当先解外；外解已，但小腹急结者，乃可攻之，宜桃仁承气汤。

---

① 谵狂：昌福本、宁瑞堂本作"谵语"。

太阳病，六七日，表症仍在，脉微而沉，反不结胸，其人发狂者，以热在下焦，小腹当硬满，小便自利者，下血乃愈。所以然者，以太阳①经，淤热在里故也，抵当汤主之。

太阳病，身黄，脉沉结，小腹硬，小便不利者，为无血也；小便自利，其人如狂者，血症谛也，抵当汤主之。

三条详注畜血。

阳明病，初欲食，小便反不利，大便自调，其人骨节疼，翕翕如有热状，奄然如狂，濈然汗出而解者，此水不胜谷气，与汗共并，脉紧则愈。

此条详注身痛。

**羌活冲和汤**

见发热。

发狂不用表药，今以表邪未解，故先散表邪，然后或清热，或消食，或消痰。

**双解散**

羌活　葛根　柴胡　防风　荆芥　石膏　黄芩　滑石　山栀　连翘　知母　甘草　桔梗

表邪发狂，止须解表；里热发狂，止须清里；若表里俱见之症，以此方双解表里。

**黄连解毒汤**

黄连　黄芩　黄柏　山栀　石膏

发狂之症，外无表邪，里无痰食，则以此方清里热。

**凉膈散**

桔梗　天花粉　连翘　薄荷　黄芩　大黄　芒硝　山栀

---

① 阳：此后据《伤寒论》疑脱"随"字。

心藏神，肺藏魄，心肺为邪热所冒，则神识昏迷，狂言谵语，故以此方清上焦心肺之热。

**承气汤**

见大便结。

狂乱系热结在里，故大便不通而狂乱者，宜用此方。

**导赤各半汤**

木通　生地　甘草　黄连　知母　滑石　麦冬　山栀　黄芩　犀角

心为热冒，则发谵狂，故以导赤散合泻心汤，上清心经之火；加滑石，导心火，下通小便而出；加知母、山栀、黄芩兼清上焦肺火。以利小便莫如清肺，清肺热又莫如利二便。

**当归桃仁汤**

当归　桃仁　红花　丹皮　山楂　泽兰叶

如狂喜忘之症，血结者多，故以此方治之。不应，再加枳壳、大黄，直达大肠。

**桃仁承气汤**

见畜血。

血停上焦，用上方，兼化兼行；血畜下焦，用此方。

**抵当汤**

见畜血。

此方行血至重，然淤血沉结，非此不可。

**羌活败毒散**

见发热。

疫毒必从毛窍口鼻感人，故疫症发狂见表症者，宜先散疫毒。

**保和丸**

山楂　麦芽　莱菔子　熟半夏　连翘　香附　枳壳

热甚加栀、连；湿郁痞满，合平胃散、石菖蒲。

发狂症，皆以阳火主治，亦有食滞中焦，生冷抑遏，故特补此消导法门。

### 二陈竹沥胆星汤

熟半夏　白茯苓　陈皮　甘草　胆星　竹沥

寒凉凝结，加生姜；内有积热，加栀连；湿郁，合平胃散；气结，加枳壳、香附、石菖蒲。

### 滚痰丸

礞石　黄芩　大黄　黄柏　沉香

胃实食重，热结大肠，用承气汤下之；表邪下早，内陷心胸，用陷胸汤下之；今热痰胶固肠胃，以此方下之。

## 呕　吐

有声无物为呕，有物无声为吐，有物有声为呕吐。仲景有干呕条，呕而无物之谓。呕吐症，以内伤论，皆在阳明胃家；以外感论，有各条分别。若恶寒发热，脉浮而数，初起胸满而呕，此太阳外感风寒，胃家内有痰饮，以羌活汤散太阳表邪，合保和平胃散加干葛，消胃家痰饮食滞。若寒热呕而口苦，脉见弦数，此少阳经表邪呕苦之症，小柴胡汤治之。若初起兼有饱满呕吐，亦是胃家夹食，佐以保和平胃散。若目痛鼻干，先渴后呕，无汗，脉浮大，此阳明外有表邪，内有积热，以干葛清胃法治之。若有汗脉数，呕而消水，此燥火呕吐也，知母石膏汤冲竹沥、芦根汁。若呕而不渴，身不大热，此湿火呕吐也，栀连半夏汤，加白豆蔻、厚朴、竹茹。若恶心呕吐，六脉滑大不数，发热而口反不渴，此痰饮食积呕吐之症也，平胃保和散、二陈导痰汤加干葛、竹茹治之。若口臭牙疼，二便赤涩，此积热痰火呕吐也，升麻清胃汤、二陈汤、竹茹汤，加川连、白豆蔻。若胁肋刺痛，呕吐酸水，此肝木火冲之呕，小柴胡加栀、连、竹茹。总之，无痰涎不呕吐，故热病呕吐，皆痰饮火邪上冲，用竹茹、半夏化痰涎，栀、连清胃火。家秘以竹茹半夏汤加栀、连、白豆蔻，其吐立止。若夫时行热病，汗出不解，足冷耳聋，烦闷咳呕，此疫毒瘟症呕吐也，羌独败毒散、升麻干葛汤、升麻清胃汤。若燥邪时疫呕吐，加知母、石膏、竹沥、半夏，冲芦根汁、生梨汁热服。方书云：呕家多服生姜，此指胃寒痰饮呕吐而言，若胃热者，不与川连同用，宁不增病耶？惟三阴经胃寒呕吐，乃用理中汤等温剂。此书专为伤寒热病，故三阴不发热呕吐，另具《症因脉治》<sup>①</sup> 中也。

太阳中风，阳浮而阴弱，阳浮者，热自发，阴弱者，汗自出，啬啬恶寒，淅淅恶风，翕翕发热，鼻鸣干呕，桂枝汤。

脉浮自汗，翕翕发热，此即太阳中风症，故解肌散表，则呕自止。

凡服桂枝汤吐者，其后必吐脓血。

服桂枝而吐者，胃必热。胃热得桂枝，后必吐脓血。

发汗后，水药不得入口，为逆，若更发汗，必吐下不止。

太阳热结膀胱，下部症发表为逆，故水药不得入口。若再发汗，必气升而吐利不止。

中风发热，六七日不解而烦，有表里症，渴欲饮水，水入即吐，名曰水逆。五苓散主之。多服暖水，汗出即愈。

---

① 症因脉治：书名，四卷。明代医家秦景明撰，清代医家秦之桢补辑。

此申①明太阳热结膀胱，表里吐逆之症，应用五苓治者。

太阳中风，下利呕逆，表解者，乃可攻之。其人漐漐汗出，发作有时，头痛，心下痞硬满，引胁下痛，干呕短气，汗出不恶寒者，此表解里未和也。十枣汤主之。

太阳中风，下利呕逆，表邪已解，胁下痛，干呕短气，此兼悬饮，宜十枣汤治者。

太阳病或已发热，或未发热，必恶寒，体重，呕逆，脉阴阳俱紧。

此申明寒伤营之呕逆症，必发热恶寒，身体重痛，呕逆而无汗，脉阴阳俱紧者。

伤寒二三日，心下悸而烦者，小建汤主之。呕家不可用建中汤，以甜故也。

本言悸烦症治，引出呕家用药，禁忌甘甜泥膈。

伤寒发热，汗出不解，心下痞硬，呕吐而下利者，大柴胡主之。

心下痞而硬，而下利者，通因通用之下症也。尚有发热呕吐，止可用大柴胡汤。

伤寒六七日，发热恶寒，肢节烦疼，微呕，心下支结，外症未去者，柴胡桂枝汤主之。

详注恶寒门。太阳少阳二经，外邪未去而微呕，故用柴胡桂枝汤。

伤寒胸中有热，胃中有邪气，腹中痛，欲呕吐者，黄连汤主之。

胸中有热，胃中有邪，腹中痛，言湿热上冲呕吐，故以黄

---

① 申：原作"承"，据本书文例改。下同。

连汤治火逆。前书皆注邪气为寒气，误也。

伤寒吐后，腹胀满者，与调胃承气汤。

腹胀满虽是下症，但吐后止可用调胃承气汤。

伤寒呕多，虽有阳明症，不可攻。

呕属上焦病，即有阳明里症，亦不可攻下。

食谷欲呕者，属阳明也，吴茱萸汤主之。得汤反剧者，属上焦。

食谷欲呕，似阳明胃寒。若服温药反剧者，乃是上焦热邪。

伤寒五六日，中风，往来寒热，胸胁苦满，默默不欲饮食，心烦喜呕，或胸中烦而不呕，或渴，或腹中痛，或胁下痞硬，或心下悸、小便不利，或不渴、身有微热，或咳者，小柴胡汤主之。

此条历叙少阳中风，邪在半表半里，默默不欲食，心烦喜呕，并以小柴胡汤加减治之。

太阳与阳明合病，不下利，但呕者，葛根加半夏汤主之。

太阳与阳明合病者，必自下利，葛根汤主之。

二条皆是太阳阳明合病，但以不下利、呕者，别病在足阳明胃；以不呕、下利者，别病在手阳明大肠。故同用葛根汤，惟以加半夏，以见其和胃止呕；以去半夏，便是升散大肠，风邪内陷。

太阳与少阳合病，自下利者，与黄芩汤；若呕者，黄芩加半夏生姜汤。

太阳与少阳合病，同自下利，以不呕，用黄芩汤。若呕吐，黄芩汤中加半夏、生姜。上下二章，互发呕吐症，半夏、生姜必用者。

太阴①之为病，腹满而吐，食不下，自利益甚，时腹自痛。若下之，必胸满结硬。

此条太阴经外有表热、里有寒邪而呕利也。若误用下法，则变胸满结硬矣。

伤寒本自寒下利，医复吐下之，寒格②，更逆吐下，若食入口即吐，干姜黄连黄芩人参汤。

言伤寒则为热病，若阴症自寒下利，吐下之，即死矣。岂尚可用芩、连乎？因其人表热里寒下利，医者误认挟热，复吐下之，则寒格而食入口即吐出，故用干姜温其寒，芩、连折其热。

呕而发热者，小柴胡汤主之。

呕吐而发热，阳邪传少阳，故用小柴胡汤。

**羌活冲和汤**

见发热。

**保和平胃散**

呕吐有表邪，用前方；有食滞，用此方消导。

**小柴胡汤**

小柴胡汤有柴胡、黄芩，无竹茹、枳实；清胆汤有竹茹、枳实，无柴胡、黄芩。加二味，则二方合之。又加藿香、厚朴，以和胃止呕。

**干葛清胃汤**

干葛　石膏　熟半夏　厚朴　广皮　甘草

干葛解表，石膏清里，加半夏、厚朴、广皮化痰涎，和胃

---

① 阴：原作"阳"，据《伤寒论》改。下同。
② 寒格：因寒而拒。格，拒也。

止呕。

### 羌独败毒散

见发热。

此方散表邪，则疫毒散而呕吐止，故曰败毒散。

### 升麻葛根汤

见发热。

疫邪癍痧，伏于阳明胃经呕吐，用此方升散阳明，则癍出吐止。

### 苍朴导痰汤

痰饮水湿伏于胃家，每多呕吐，故用燥湿化痰。非外感热病，漫用燥药。

### 栀连二陈汤

前方治有痰无火者，此方加川连、白豆蔻、竹茹、厚朴，治有痰有火者。

### 竹茹汤

竹茹　干葛　陈皮　半夏　甘草　藿香

呕吐属胃，此方以干葛、竹茹清胃；广皮、甘草和胃。无涎不成呕，故加半夏化痰涎。应辛散者，加生姜；应清火者，加栀、连、白豆蔻；若带表症，加各经表药；若和中气，加藿香、厚朴；若饱闷有食滞，加消导之药。

### 黄连汤

见腹痛。

胃寒而吐，用理中汤、吴茱萸汤；胃热而吐，用黄连汤；若热痰呕吐，栀连二陈汤；食滞热呕，栀连保和散；口渴热呕，合干葛石膏汤。

### 黄芩加半夏生姜汤

太阳少阳合病，当用桂枝柴胡黄芩汤。今见呕吐，故加半夏、生姜。

**干姜黄连黄芩汤**

干姜　黄连　黄芩　人参

此方寒热并用，统治误下致呕者。加广皮、半夏，即合泻心汤方法。

## 喘　逆

喘者，促促气急。《正传》云：哮以声响名，喘以气息言。河间云：病寒则气衰而息微，病热则气盛而息粗。诸经皆令人喘，而肺胃二经者多。大抵喘而作嗽者，肺也；喘而呕恶者，胃也。《内经》论喘不一，皆杂症之条。若《伤寒论》惟曰有邪在表而喘，有邪在里而喘，有水气、痰火而喘。若在表者，心腹不满不痛，脉浮无汗者宜发汗，冬月西北方，麻黄三拗汤；若内有热者，越婢汤；南方三时，羌活汤。若热邪入里而喘者，心腹胀满，外无寒热，手足时时汗出，法当清热泻心汤、凉膈散；有表邪有下症者，大柴胡汤；有下症无表症者，三乙承气选用。水气而喘者，先渴后呕，动而有声，宜祛水饮，小半夏汤；水寒射肺，风寒外束而喘者，小青龙汤。痰火喘者，乍作乍止，六脉滑数，栀连二陈汤，加枳、桔、竹茹。总之，头痛身痛，恶寒身热而喘者，此太阳风寒表邪，宜散表。身热多汗，烦闷喘渴，静则多言，此暑热喘逆，宜清暑汤调益元散。口渴身热，面赤多汗，唇焦喘咳气逆，此燥火喘逆，宜清燥汤、知母石膏汤、瓜蒌根汤。食滞中焦，胸前饱闷，喘满不得睡卧，平胃保和散。若喘而咳嗽者，此肺风、肺热之喘，详注咳嗽门。

太阳病，头痛发热，身痛腰痛，恶风寒，无汗而喘者，麻黄汤主之。

此太阳表邪之喘，详注头痛发热门。

太阳与阳明合病，喘而胸满者，不可下，麻黄汤主之。

胸满多带表症，故曰不可下，宜散表。互注胸满条。

伤寒不解，心下有水气，干呕发热而咳，或喘者，小青龙汤。

详注咳嗽条。言外邪不解，内伏水饮，当散表、散饮。

伤寒心下有水气，咳而微喘，发热不渴，服汤已渴者，此寒去欲解也，小青龙汤。

发热不渴，知心下有水气，故以小青龙汤。今服此汤已，后见渴者，此水寒已去，病欲解，不必服小青龙。详注咳嗽。

喘家有汗，桂枝汤加厚朴杏仁汤主之。

太阳风伤卫，当服桂枝汤，今兼喘，则加厚朴理胃气，杏仁理肺气。

太阳病，下之微喘者，表未解故也，桂枝汤①加厚朴杏仁汤主之。喘家作，桂枝汤加厚朴，杏仁佳。

太阳病误下之，表邪不解而喘，用桂枝汤，当加平肺胃之药，故曰"喘家用桂枝加厚朴、杏仁乃佳"。

发汗后，不可更行桂枝，汗出而喘，无大热者，可与麻黄杏仁甘草石膏汤主之。发汗后，饮水多者必喘，以水灌之亦喘。若②下后，不可更行桂枝汤，若汗出而喘，无大热者，可与麻黄杏仁甘草石膏汤。

上半节，言发汗后不可再行桂枝；下半节，言下后不可再

---

① 汤：《伤寒论》无此字。
② 若：光绪本、《伤寒论》无此字。

行桂枝汤。汗下虽殊，同是表邪未尽，同是汗出而喘，身无大热，故以此方双解太阳。此从太阳热结膀胱，用桂枝五苓散双解下焦表里法中，化出双解太阳上焦热结之法也。详注自汗条，宜互看。

太阳病，桂枝症，医反下之，利遂不止，脉促者，表未解也；喘而汗出者，葛根黄芩黄连汤。

此条误下太阳，不成结胸，而成挟热下利，喘而汗出。详注自汗门。

阳明中风，口苦咽干，腹满微喘，发热恶寒，脉浮而紧，若下之，则腹满小便难，麻黄汤主之。

发热恶寒，脉浮而紧，尚是太阳表邪。若误下之，则腹满而小便难。"麻黄汤主之"句，在"脉浮而紧"之下。

阳明病，脉浮，无汗而喘者，发汗而愈，宜麻黄汤。

脉浮无汗而喘，即从太阳表邪而治，不必拘执阳明病，故曰发汗则愈。

阳明病，脉浮而紧，咽燥口苦，腹满而喘，发热汗出，不恶寒反恶热，身重。白虎汤、五苓散。

上条言脉浮而紧，当散表。此言咽燥口苦，腹满，发热汗出，不恶寒，反恶热，又当用白虎汤治咽燥，五苓散治脉浮而紧，腹满身重。

伤寒四五日，脉沉而喘满，沉为在里，而反发其汗，津液越出，大便为难，表虚里实，久则谵语。

脉沉而喘，宜清里热，反发其汗，津液外亡，大便枯滞，此表无邪里有热，故久则谵语。

病人小便不利，大便乍难乍易，时有微热，喘冒不能卧者，有燥屎也，宜大承气汤。

仲景每以小便利，验屎定硬。今又以小便不利，以定下法。小便利，验屎已定硬，故可下。小便不利，验热已入里，故可下。大便乍难乍易，大肠有火之征，故可下。时有微热，潮热互词，故可下。喘冒不得卧，阳明胃实，故可下。

伤寒吐下后，不大便，潮热，若剧，则不识人，循衣摸床，微喘直视，脉弦者生，涩者死。

症急，惟以脉定生死。脉弦，阴未绝，故生；脉涩，阴已竭，故死。

### 羌活汤

见恶寒。

### 羌活冲和汤

太阳纯表邪见喘，则用前方；若有表邪，又有里热，则用此方。

### 泻心汤

见谵语。

### 凉膈散

见发狂。

里热作喘当分肺胃心三经主治。前方泻心下之热，此方兼肺胃治之。

### 大柴胡汤

见潮热。

### 三承气汤

见大便结。

### 小半夏汤

熟半夏　广皮　生姜

喘逆，有痰火、水饮之分，此方治水饮喘逆而无火者。

### 小青龙汤

见咳逆。

此方治内伏水饮，外冒风寒而喘者。详注咳逆条。

### 栀连二陈汤

栀子　川连　半夏　广皮　白茯苓　甘草

前小半夏汤，治无火之痰，此方治有火之痰。

### 清暑汤

川连　香茹　厚朴　甘草

香茹性温，世传清暑，不知与黄连同用，一冷一热，故能清暑邪。例如服六一散，必用滚水泡服，方能散暑邪而宣腠理。

### 清燥汤

桑叶　石膏　人参　麦门冬　枇杷叶　杏仁　阿胶　黄芩　知母　天花粉

此方以石膏、黄芩、知母、花粉，清润上焦，桑叶、杏仁，引入肺中；人参、门冬、阿胶，润肺生津。同一治热，治湿热，用苦燥；治燥热，用凉润。按燥湿分于二分，然春分应湿而未湿，至谷雨而始湿；秋分应燥而未燥，至霜降而始燥。故曰逢霜始燥，逢雨始湿，此言时令之正也。亦有湿时反燥，燥时反湿，又当从时权变而治也。

### 知母石膏汤

知母　石膏　半夏　竹叶　麦门冬　甘草

火喘无痰者，用石膏、知母；火喘有痰，又要加半夏。夫石膏寒凉，同半夏亦能辛散痰涎；半夏辛热，同石膏亦能清热和胃。此润燥方中，化出辛散痰涎定喘之法，兼可化治痰火呕吐、痰火咳嗽等症。

### 瓜蒌根汤

瓜蒌根　半夏　竹茹　枳壳　桔梗

前清燥汤，治肺燥喘逆者；知母石膏汤，治胃热喘逆者；瓜蒌根汤，治肺胃二经痰多喘逆者。

**平胃保和散**

见胸满。

此治食滞中焦，喘满不得卧者，用枳壳汤调下。

**麻黄杏仁甘草石膏汤**

四味。

此方因汗下后，汗出而喘，身无大热，表症已减，桂枝汤不可用，故以麻黄加入杏仁、石膏清肺汤中，双解上焦之余邪，而治喘逆。

**干葛黄芩黄连汤**

三味。

仲景喘而汗出有三条。其一，以太阳汗后，喘而汗出，身无大热。其二，以太阳下后，喘而汗出，身无大热。汗下不同，而同禁桂枝，同用麻黄甘草杏仁石膏汤。其三，以桂枝汤症，反用承气误下，遂利不止，脉促，表未解，喘而汗出，则用葛根、芩、连主治。按第一、第二条，汗下不同，以其病症同在太阳上焦，故同用麻黄甘草杏仁石膏汤。其第二与第三条，同是下后，同是喘而汗出，反不同方主治者，以其病在阳明下焦，协热下利，故用干葛芩连汤。

# 身　重

伤寒门，有身痛，有身重；中寒门，有身痛，无身重。可知身重皆是阳邪为患，非虚寒之谓。按身重有风湿、有风温、有风寒、有火逆、有中暍。如风湿相持，身体疼痛，不能转侧，羌活胜湿汤重加防风。如风温身热，发汗犹灼热，身重多眠，防葛石膏汤。如风寒身重者，即作伤寒施治。若无汗脉浮，恶寒发热，手足或冷，即是表邪，急宜汗之，羌活汤、败毒散、羌活胜湿汤。若表邪已解，里有结热，恶热不恶寒，脉沉而数，口渴便赤，宜清里石膏汤。邪在半表半里，宜和解，小柴胡汤。如火邪身重者，表汗未出，误用火熏腰下重痹者，宜解火邪。如中暍发热，身重身痛，手足常冷，时时汗出，口渴齿燥，宜人参白虎汤。

太阳病，或已发热，或未发热，必恶寒，体重呕逆，脉阴阳俱紧者，名曰伤寒。

此条详注恶寒。

脉浮宜以汗解，用火灸之，邪无从出，因火而盛，病从腰以下必重而痹，名火逆也。

脉浮，宜发汗解肌者，失解表，误以火灸，两阳相熏灼，邪无从泄，腰以下必火闭无汗，故必重痹，名曰火逆。

伤寒八九日，下之，胸满烦惊，小便不利，谵语，一身尽甚重，不能转侧者，柴胡加龙骨牡蛎汤主之。

下后变症，仲景立小柴胡汤，加桂枝治身重；加大黄治谵语；又加龙骨、牡蛎，敛神收摄，制使大黄清里热而不下脱，制柴胡、桂枝散表邪而不外越，以下后危症，外越下脱，又所当慎。

伤寒脉浮缓，身不疼，但重，乍有轻时，无少阴证者，大青龙汤发之。

言但重、乍有轻时，的是太阳表邪攻注症。乍重者，寒伤营也；乍轻者，风伤卫也。言无少阴症，以明太阳症也，故用大青龙汤。

阳明病，脉迟，虽汗出不恶寒者，其身必重。短气腹满而喘，有潮热者，此外欲解。可攻里也。手足濈然而汗，此大便已硬也，大承气汤。若汗多，微发热恶寒，外未解也，其热不潮，未可与承气汤。

此章详注潮热。泛视之，似乎身重之症，治宜攻里。细玩之，深言身重，宜发汗，未可攻里。

三阳合病，腹满身重，难以转侧，口不仁而面垢，谵语遗尿。发汗则谵语，下之则额上生汗，手足逆冷。若自汗者，白虎汤主之。

此条详注自汗。

**羌活胜湿汤**

羌活　防风　苍术　黄柏　泽泻　茯苓　广皮　甘草

身重风湿居多，此方用三味以祛风，又以泽泻、茯苓利小便去湿。风湿兼寒，去黄柏，加桂枝。

**防风葛根石膏汤**

防风　干葛　知母　石膏　甘草

阳明风湿身重，家秘用此方。

**羌活败毒散**

见恶寒。

**石膏汤**

石膏　白芍药　柴胡　升麻　黄芩　甘草　白术　茯苓　附子

此治阳虚寒湿之眩晕。

**苓桂白术甘草汤**

桂枝　茯苓　白术　甘草

此治上虚不能制水，水饮上冲眩晕之症。

**天麻四君子汤**

即四君子汤加天麻。

此治气虚眩晕者，有火加栀连；有痰，加半夏、广皮；有寒，加炮姜、肉桂。

**天麻四物汤**

即四物汤加天麻。

# 身　痒

内伤身痒，有实有虚；外感身痒，悉是表汗未出。故太阳症有身痒之条，阳明病有身如虫行，皆是表邪无从而出，故身痒但坐以汗出不彻之故。夫表有风寒，则身痛；表有风热，则身痒。总之，阳邪怫郁①于肌表不得汗出，则皮肤作痒。太阳身痒，羌独败毒散；若阳明身痒，干葛防风汤；少阳身痒，柴胡防风汤。《原病式》谓腠理闭密，阳气郁结，不得散越，则发痒。故仲景用麻黄桂枝各半汤，辛散表邪。《阳明篇》曰：此久虚故也。言元气久虚，津液不足之人，又冒外邪，因久虚之故，不能作汗逐邪，当散表邪，非言久虚而用补药。《活人》妄以术附汤、黄芪建中汤治，最为遗祸。

太阳病，得之八九日，如疟状，发热恶寒，热多寒少，其人不呕，清便欲自可，一日二三度发。脉微缓者，为欲愈也；面色反有热色者，未欲愈也，以其不得小汗出，身必痒，宜桂枝麻黄各半汤。

太阳症八九日，言如疟状，必其人不呕清便、脉微缓者，有欲愈之机，若面反有赤色，尚是表邪未散，身必痒，故用发

---

① 怫郁：气机郁闭不通畅。

散表邪。

阳明病，法多汗，反无汗，其身如虫行皮中状者，此久虚故也。

阳明病，本多汗，今反无汗，则外邪攻注皮中如虫行之状，乃是元气素虚，不能作汗逐邪故也。不立方，然散表补元，跃跃言外。

**羌独败毒散**

见发热。

**干葛防风汤**

干葛　防风　荆芥　甘草

太阳身痒，不用麻桂各半汤，而用羌独败毒散；阳明身痒，不用干葛汤原方，而用此方，以表邪火郁故耳。

**柴胡防风汤**

柴胡　防风　荆芥　甘草

太阳阳明身痒，用前二方；若少阳身痒，则此方治之；若三阳合病身痒，当以三方合用。

**桂枝麻黄各半汤**

见发热。

## 头 眩

伤寒头眩，言睡在床褥，亦觉头眩眼花，非言坐起而觉也。夫外感风寒之症，坐起时，皆头眩也。方书头眩，皆以阳虚立论，愚以为久病后、汗下吐后，方可言阳虚，若暴病及未曾汗下吐者，则风寒邪热，痰火积饮，皆能眩运①。吴氏书以太阳中风头眩，头摇，脉浮弦而急者，羌活神术汤，加防风、天麻，此治太阳、阳明外冒风寒也。又云寒热呕而口苦，头眩，脉弦数，小柴胡汤，加川芎、天麻，此治少阳头眩也。余今酌定初起暴病，有表症而头眩，无汗脉浮者，发散表邪为主，在太阳用羌活汤，在阳明用干葛防风汤，在少阳用柴胡汤。以上恶寒者，多加羌活；有风者，多加防风；有火者，加酒炒黄芩连。若表症已解，里有结热，又宜清里热，如桔梗汤、凉膈散。大凡眩运之症，一见呕吐，即为痰饮食滞，急用保和平胃二陈汤。里有积热者，加山栀、黄连，最忌凝滞补剂。惟汗吐下及久病后见头眩者，当用温中扶元，如建中汤、真武汤、苓桂白术甘草汤。若气虚者，四君子汤加天麻；气虚有火，加栀连；虚而有痰者，六君子汤；血虚者，四物汤加天麻；血虚而有火者，加山栀、黄连；若阴火上冲，知柏四物汤。

太阳病发汗，汗出不解，其人仍发热，心下悸，头眩，身瞤动，振振欲擗地②者，真武汤主之。

太阳病，误用麻黄以发汗，是以头眩身瞤动，一派阳虚之症，故用真武汤。

伤寒若吐若下后，心下逆满，气上冲胸，起则头眩，脉沉紧，发汗则经动，身为振振摇者，茯苓桂枝白术甘草汤主之。

言若吐、若下后，久病胃虚，不能运化，虚邪搏饮上冲，故头眩，脉沉紧，非汗脉，强发汗则振振身动，故用苓术甘桂

---

① 眩运：即眩晕。运，通"晕"。《灵枢·经脉》："五阴气俱绝，则目系转，转则目运。"

② 振振欲擗地：肢体颤动欲仆倒于地。振振，颤动不止的样子。擗，同"仆"，跌倒。

汤，助中州化水饮。

伤寒吐下后，发汗，虚烦，脉甚微，八九日心下痞硬，胁下痛，气上冲咽喉，眩冒，经脉动惕者，久而成痿。

此与上条同是吐下后，因此症心下痞硬，胁下痛，气上冲咽喉，似火似实，又见眩冒，经脉动惕之虚候，攻补两难，故曰"久则成痿"。

太阳与少阳并病，头项强痛，或眩冒，时如结胸，心下痞硬者，当刺大椎第一间肺俞、肝俞，慎不可发汗，发汗则谵语，脉弦五六日，谵语不止，当刺期门。

此条详注项强。

阳明病，脉迟，食难用饱，饱则微烦头眩，必小便难，欲作谷疸。虽下之，腹满如故。所以然者，脉迟故也。

阳明病，脉迟，胃寒也，饱则微烦头眩。胃寒不能消水谷，停留肠胃，则小便难，而作谷疸。虽下之，腹满如故。何以知其然者？以脉迟。

阳明病，但头眩不恶寒，故能食而欬，其人必咽痛。若不欬者，不痛。

阳明病，不恶寒，又能食，胃热也。欬主于肺，胃热上冲，则肺热而欬，咽喉痛。设不欬，则肺无火，咽亦不痛。

少阳之病，口苦，咽干，目眩。

目眩口苦，胆经所主，故名少阳之病。

**羌活神术汤**

羌活　苍术　石膏　防风　天麻

此治太阳风湿发热眩运之症。若兼阳明，加干葛，白芷；兼少阳，加柴胡、川芎；兼饱闷恶心，加半夏、神曲。

**小柴胡汤**

柴胡　黄芩　广皮　甘草　川芎　天麻　半夏

此治少阳寒热眩运症。若恶寒，加羌活、防风；有火，加栀连。

### 羌活汤

见恶寒。

此治太阳恶寒发热眩运者。若胸前饱闷，合平胃保和散；呕吐，加半夏、天麻。

### 干葛汤

见似疟。

此治阳明表邪眩运者。若呕吐饱满，加半夏、厚朴；恶寒无汗，加羌活、防风。

### 桔梗汤

桔梗　半夏　陈皮　枳实

此治痰结饱闷眩运者。若恶寒发热，加羌活、防风；里有积热，加栀、连；阳明见症，加白芷、天麻；少阳见症，加柴胡、川芎。

### 凉膈散

见发狂。

### 平胃二陈汤

即苍朴二陈汤。

此治痰饮食积眩运之症。胸前饱闷，合保和散，加砂仁、豆蔻；胃寒，加干姜；胃热加栀、连。

### 建中汤

白芍药　桂枝　甘草

此治阳虚眩运之症。气虚，加人参、白术；血虚，加当归、黄芪。

**真武汤**①

白术　茯苓　附子　白芍药

此治阳虚寒湿之眩运。

**苓桂白术甘草汤**

桂枝　茯苓　白术　甘草

此治上虚不能制水，水饮上冲眩运之症。

**天麻四君子汤**

即四君子汤加天麻

此治气虚眩运者。有火加栀、连；有痰加半夏、广皮；有寒加炮姜、肉桂。

**天麻四物汤**

即四物汤加天麻

此治血虚眩运者。有火加栀、连；阴火上冲加知母、黄柏。

## 口　渴

湿热则口不渴，燥热则口渴，此以渴不渴分湿火、燥火也。热在血分则不渴，热在气分则作渴，此以渴不渴分热在血、热在气也。胃家痰食所滞，则口渴而不消水；胃家邪热所伤，则渴而消水。此以消水不消水，分痰食、积热也。实火口渴，脉实数，能消水；虚火口渴，脉虚数，不能消水。此以脉之虚实，消水不消水，分虚火、实火也。邪热在表则不渴，邪热在里则作渴，此以渴不渴，分热在表、热在里也。太阳表热不渴，若热入膀胱之里，则烦渴脉数，小便不利，五苓散两解表里，切不可同阳明汗出口渴，误用白虎，有碍太阳表邪。阳明表热，

---

① 真武汤：《伤寒论》原方组成有生姜。

则无汗而渴，葛根汤汗之。若热邪入于阳明之经，汗出而渴，脉洪而数，白虎汤清之。若热结在下，小便不利而渴，猪苓汤，切不可同太阳小便不利，误用五苓散，以碍阳明里热。若热邪传入阳明之腑，舌燥口渴，大便不通，手足多汗，有下症者，承气汤。少阳里热，口苦咽干，脉弦数而渴，小柴胡汤去半夏，加天花粉。三阳之热传入三阴，有热深厥深，手足冷而渴者，然脉必数，神气昏沉，小便必赤，此阳症似阴之渴也，仍用白虎汤，凉膈散。外有阳毒热病，目赤唇焦①，大渴引饮，三黄巨胜汤、凉膈散。又有中暑烦渴，干葛石膏汤调辰砂六一散。又有秋热伤燥而发渴者，水梨汁、西瓜汁冲饮之，未应，石膏清燥汤。又有冬温春热，时疫发渴，又以欲饮水，能消水为欲愈，以得水入胃，胃气和，敷布周身，作汗外泄，则热解而渴，亦愈。若禁其饮水，则胃汁干枯，无从作汗，而热不解矣。大凡口渴之症，皆阳明气分胃热所致，故干葛、石膏乃渴症必用之药，干葛宣发阳明之郁热，石膏清润阳明之里热。有连用石膏、知母，渴不减，后用干葛而愈者，此阳明表热口渴也。有连服干葛，渴不减，后用石膏、知母而愈者，此阳明里热口渴也。同一阳明经病，同一阳明经药，而失分表热、里热则不见效。又如口燥唇焦，不能消水，以干葛、石膏治之，不效，以痰饮食滞治之，亦不效，此热伏阳明血分，故唇焦不渴，易以升麻清胃汤，清阳明血分伏火而愈者，癍症中常有此症也。是以杂症中口渴，有肺消、肾消不足之症。今伤寒热病，一惟阳明经热，即有少阴口燥咽干而渴，厥阴消渴饮水，亦是阳明传入三阴之热渴。是以仲景不设滋阴补血之方于口燥咽干条内者，

---

① 目赤唇焦：昌福本、宁瑞堂本作"口赤唇黑"。

而以滋阴之药，治血虚发热之口渴，非治热邪外感口渴症者。

中风发热，六七日不解而烦，有表里症，渴欲饮水，水入即吐，名水逆，五苓散主之。多服暖水，汗出即愈。

此章首揭多汗发热，不解而烦，渴欲饮水，此太阳有表有里，用不得单表单清之药，宜用五苓散，上下分消表里者。

太阳病，发汗后，大汗出，胃中干燥，烦不得眠，欲得饮水者，少与之，令胃气和则愈。若脉浮，小便不利，微热消渴者，与五苓散。

此章分别不可用五苓散，宜用五苓之法。上段言"发汗后，大汗出，胃中干，烦躁，欲饮水，无脉浮、小便不利"句，但可与饮水，焉可用五苓？下段多"脉浮小便不利"之句，焉可不用五苓？前贤见一方在末句，皆注总治全章，误也。

发汗已，脉浮数，烦渴者，五苓散主之。

发汗已，脉浮数，不烦渴者，可再发汗。今烦渴，此太阳热结在里，故以五苓散双解表里。可见五苓散，惟太阳小便不利，脉浮烦渴者，方可用。若阳明烦渴，小便不利，当猪苓汤。

伤寒汗出而渴者，五苓散主之；不渴者，茯苓甘草主之。

此章申明伤寒汗出，风伤卫之症，须分别渴与不渴。若一见渴，则为里有结热，可用五苓散；若汗出不渴者，则非热结在里，故不可用五苓散。观仲景用五苓散，不重在小便不利治法之中，反详于口渴引饮，发热多汗，表热不减条内，可见意在双解表里，上下分消太阳耳，非利小便也。

本以下之，故心下痞，与泻心汤。痞不解，其人渴而口烦燥，小便不利者，五苓散主之。

误下太阳，心下痞满，用泻心汤。痞不解，反渴而烦燥，小便不利，此太阳之邪，因下内陷，下结膀胱，故用五苓散双解表里。按以上五条，皆反复告诫用五苓散，以治汗多热不解，口渴烦燥之症。良以表热不退，多用发表；口渴烦燥，多用清热。今因汗出表不解，又见烦渴消水，此太阳表里两兼之症，又当双解表里，非单清单表所能愈者。

服桂枝汤，大汗出后，大烦渴不解，脉洪大者，白虎加人参汤主之。

烦渴，本白虎汤症，然恶寒无汗而渴，脉浮、脉细而渴，脉伏不消水而渴，太阳汗多，表热不解，表里热结而渴，皆禁白虎汤，此以服桂枝汤。后大汗，后大烦渴，脉洪大，此阳明表解里热之渴，故用白虎汤。

伤寒脉浮，发热无汗，其表不解者，不可与白虎汤。渴欲饮水，无表症者，白虎加人参汤。

上章申明用白虎之症，此章又恐表邪未解，故复告诫。若伤寒脉浮，发热无汗，表症不解，不可用白虎。即渴欲饮水，亦要看表症全无，方与白虎汤。

伤寒无大热，口渴，心烦，背微恶寒者，白虎加人参汤主之。

上章关防①表症不可用白虎，此章又恐口燥渴，心烦，津液有立尽之虞，故曰身无大热，口燥渴，心烦者，里热已极，即有背微恶寒表症，亦用白虎汤。

伤寒病，若吐若下后，七八日不解，热结在里，表里俱热，时时恶风，大渴，舌上干燥而烦，欲饮水数升者，白虎加人参汤主之。

伤寒七八日不解，热结在里，舌干燥而烦，直至消水数升，

---

① 关防：防备，防范。

当用白虎汤。今以若吐、若下后，故加人参，以救津液。

阳明病，脉浮而紧，咽燥口苦，腹满而喘，发热汗出，不恶寒反恶热，身重，心中懊憹，舌上白胎者，栀子豆豉汤。若渴欲饮水，口干舌燥者，白虎加人参汤。若脉浮发热，渴欲饮水者，小便不利者，猪苓汤主之。

此章分三条治法，详注懊憹门。以栀子豆豉汤，治懊憹舌上白胎；又以白虎人参汤，治渴欲饮水，清阳明上焦之热；若加小便不利者，又用猪苓汤，清阳明下焦热结。

阳明病，汗多而渴者，不可与猪苓汤，以汗多胃中燥，猪苓汤复利其小便也。

上章立猪苓汤治法，此章防汗多者，津液外泄，渴者内水已亏，不可用猪苓汤。

伤寒五六日，中风，往来寒热，胸胁苦满，默默不能饮食，心烦喜呕，或渴，或腹中痛，或胁下痞硬，或心下悸，小便不利，或不渴，身有微热，或欬者，小柴胡汤主之。

伤寒中风，有柴胡症，但见一症便是，不必悉具。若胸中烦而不呕，去半夏、人参，加瓜蒌实；若渴者，加人参、瓜蒌根，去半夏。

此条历叙少阳经之各症，而以小柴胡汤主治。惟以烦而呕，则用半夏；若不呕，去半夏、人参，加瓜蒌实；若渴者，去半夏，加人参、天花粉。

伤寒四五日，身热恶风，头项痛，胁下满，手足温而渴，小柴胡汤主之。

此申明上章一见少阳症，便以小柴胡汤主治。太阳篇有一些恶寒头疼，便是太阳施治。今少阳篇又云有柴胡症，但见一症便是少阳，玩两篇互发见症治症之义。

少阴病，下利六七日，欬而呕渴，心烦不得眠者，猪苓汤主之。

此申明少阴下利，有寒热两途。今咳而呕渴，心烦不得卧，此少阴热利也。故用猪苓汤，从下去热。

少阴病，得之二三日，口燥咽干者，急下之，大承气汤。

此申明少阴里热症，口燥咽干而渴，则津液立竭，故用大承气急下。

少阴病，自利清水，色纯青，心下必痛，口干燥者，急下之，宜大承气汤。

此明凡用急下，必要见下症者，质清而无渣滓相杂，色青而无黄赤相间，热极假阴之候，然必得心下硬痛，口燥咽干而渴，方是里实下症的据。

**五苓散**

见小便不利。

**干葛汤**

见似疟。

**白虎汤**

知母　石膏　粳米　甘草

阳明表热口渴，用干葛汤；阳明表解里热，则用白虎汤。如小便不利，加滑石、木通、车前子；虚弱人，加人参。

**猪苓散**

见小便不利。

阳明水液不分，口渴下利，以此方分利小便。

**承气汤**

见大便结。

热邪传入阳明之里，则发渴消水；传入少阴，则口燥咽干而渴。故渴而大便结，有下症者，用此汤。

### 小柴胡汤

见寒热头眩。

风盛为消，木能盗水，故少阳风发之疟，消渴特甚，小柴胡去半夏，加天花粉，乃不易之常法。

### 导赤各半汤

火动于中，则多消渴，然诸火皆起于心，心与小肠为表里，凡治心火，莫如利小便，此方导赤散合泻心汤，专利小便。

### 三黄巨胜汤

黄芩　黄连　大黄　石膏

内有积热，身热多汗，二便赤闭，目赤唇焦，谵妄作渴消水，则用此方。

### 凉膈散

见发狂。

肺胃有热，多发渴。此方虽用大黄，不用枳壳，与桔梗同用，则凉上而不下行矣。

### 干葛石膏汤

见寒热。

阳明里热作渴，用白虎汤；阳明表里皆热，则用此方。

### 石膏清燥汤

见喘逆。

热在气分，口多渴；燥热为病，口多渴。清燥汤，气分药也，清气分之燥热，则渴自止。

### 大黄黄连泻心汤①

---

① 大黄黄连泻心汤：《伤寒论》组成无"甘草"。

大黄　黄连　甘草

口渴皆系内热，泻心下之火则热退渴止。

### 枳实栀子豆豉汤

见懊恢。

食滞中焦，每不作口渴。然蒸酿日久，亦能作渴，故不用清热治渴，而以腐谷消滞则渴自止。

### 茵陈蒿汤

茵陈　栀子　大黄

发黄口渴，全凭湿热上起见，故去热、退渴，推此方为当。

### 升麻清胃汤

同一阳明症，以渴而消水，热在气分，用干葛清胃汤；渴不消水，热在血分，用升麻清胃汤。治膏粱①积热，亦用升麻清胃汤，以血肉之物，善伤血分耳。若以阳明邪热之口渴，妄用腻膈之味，则邪热凝滞，食气痰饮，胶结胸前，蒸酿发热，其渴愈甚。另有三阴下利阴寒之症，亦有假作渴者，然渴不消水，小便清白为异耳。

## 口　燥

口干燥者，邪热结聚上焦，阳明胃经所主，肺热者亦有之。肺热，凉膈散；胃热，竹叶石膏汤。身热已减，表邪已解，有下症者，三承气汤选用。少阳病，口苦舌干，小柴胡去半夏加天花粉。阳明病，背恶寒，口干燥，白虎汤。热传少阴，口燥咽干而渴，手足冷，脉反沉涩者，不治之症也。按口燥与口渴不同，口渴者，口中尚有津液，但时时欲饮水；口燥咽干者，

----

① 膏粱：指肥甘厚味之品。

口中燥裂，津液全无。仲景于"背恶寒"条，以口中和、不干燥者，为阴寒；若背恶寒，口干燥者，为阳热。然又当以消水不消水，小便清白红赤，以定寒热。

## 唇　焦

夫唇口焦裂，人身大病也。在杂症门，有脾、肺、心及肠、胃五条；在外感门，惟手足阳明所主。上唇侠①口，属手阳明大肠；下唇侠口，属足阳明胃。伤寒热在太阳，则唇口不焦；热传在阳明，则唇口焦裂，故曰阳明燥热，唇口焦裂。然又有分别，唇焦而消水者，为燥热；唇焦不消水者，为湿热。又曰，热在气分，则焦而口渴；热在血分，则焦而不渴。又曰，唇口焦渴而消水，胸前宽适者，为热而无滞，宜清热；渴不消水，胸前饱闷者，为热而有食滞，宜消滞，此言足阳明胃上部热也。唇口焦，不渴不饮水，腹中烦满者，为热在大肠，有燥粪，此言手阳明大肠下部热也。故唇焦之症，有用保和散，消导上部胃家食滞而愈者；有用承气汤，去下部大肠燥粪而愈者。不独凉膈清热一法可尽之，例如热邪谵语，唇焦口燥，渴而消水，用凉膈散、导赤各半汤，清上焦燥热者。食滞谵语，唇焦口燥，渴不消水，用枳实豆豉汤、保和散冲竹沥、萝卜汁，润燥消中焦滞者。燥结大肠，谵语唇焦，用承气汤，行下焦燥屎者。另有热病与发癍，误食荤腥油腻，与热邪班②毒，结纽不解，唇口焦裂，口臭牙疳③，渴不消水，烦热昏沉，若以保和散等，

---

① 侠，通"夹"。从两边夹住。《淮南子·道应》："两蛟侠绕其船。"
② 班：通"斑"。杂色。屈原《离骚》："班陆离其上下。"
③ 牙疳（gān 干）：病名，又名"烂牙疳""走马疳"。指牙龈溃疡出血。

消谷食治之，病必不减；若以干葛、石膏、知母、三黄清热治之，其热愈甚；若误认大肠燥屎唇焦，用承气汤下行逆治，其死更速。医家至此，束手待毙。余以晚年之悟，思得班邪热毒伏于肠胃，蒸酿发出者也。初起必用升麻干葛汤，宣发阳明伏毒。若膏粱积热，非升麻清胃汤不能宣扬肠胃积热，故清热化癍，必用余化此汤，加山楂、槟榔；若食肉多，再加三棱、阿魏。治夹食症，常有得生者。夫热在气分，唇焦发渴，用干葛石膏知母汤，人人知之者；热在血分，用升麻生地川连清胃汤主治，人多忽之。不知干葛清胃汤，治阳明气分渴水之唇焦口渴；升麻清胃汤，治阳明血分不消水之唇焦口渴。余以升麻清胃汤化班，此化法也。又以此汤清阳明血分发渴不消水，是法外之法也。今又以此汤，治膏粱积热、荤腥发热之唇焦，此化外化出者也。再详仲景治太阳渴欲饮水，微热消渴者，脉数烦渴者，汗出而渴，渴而口烦燥者，不用清解上焦肺胃积热，皆用五苓散主治。良以太阳汗多口渴，表热不减，表里皆病，热结膀胱下焦，非同表热里热，单以发表退热，单以清里止渴者，故以五苓散双解太阳也。夫口渴消水，用清里，人人知之；口渴消水，有表邪，用不得清里，人不知也。

## 衄　血

杂症门，衄血为里症，宜清里；外感门，衄血为表症，宜散表。故曰外感衄血，邪热在经，但有经络之分，总无寒热之异，同归表热而已。三阴经无衄血，惟阳邪传入少阴，厥而无汗之症，医者见其手足冷而无汗，误认太阳表邪未伸，用麻桂强发其汗，阴血内动，血从口鼻而出，名下厥上竭。此少阴里热，误用辛温，触动阴血而上冲者也。戴氏云：仲景论衄血宜发汗，麻黄汤主之。此治冬月伤寒，太阳表症，里无积热之衄，非言三时热令也。三时衄血，即有太阳表症，宜散表，只用羌活冲和汤，不可用麻黄桂枝汤。若太阳之邪，已经侵入阳明，即要与阳明药互用。若阳明本经热甚以致衄者，不用太阳之药，当用升麻干葛汤，以解阳明气分之邪，随用茅花汤合黄芩芍药汤、犀角地黄汤、升麻清胃汤、以解阳明血分之热。海藏①云：仲景言衄家不可发汗，汗之必额上陷，此为脉微里有热者言也。夫衄家脉浮紧，可发汗。若脉已微，表症已解，再发汗，则额上陷。故《伤寒论》云：衄血脉已微者，用黄芩芍药汤、犀角地黄汤。此言里热衄血，宜凉血，不可用辛温发散也。吴氏云：衄血之症，若脉浮紧，宜发汗；脉不浮紧，不可发汗。东垣治衄血，脉已微，黄芩芍药汤；脉沉数，犀角地黄汤。余按仲景用麻黄汤治衄，乃是太阳经寒邪未散，脉浮紧之衄；东垣用黄芩芍药汤治衄，乃是表散血热，脉不浮紧而微者。黄芩凉血，芍药敛血，凉血、敛血则衄自止。再按用犀角地黄汤治衄者，是表邪解，脉沉数，里热甚，宜清热之衄也。夫犀角地黄，凉阳明血热，又清肝肾之火，沉数之脉，热在下焦，清肝肾下焦之火，血不上升，而衄不作。故仲景麻黄汤，但治冬月太阳表邪之衄；东垣黄芩犀角汤，治四时里热之衄，兼治内伤之衄。地黄引子、门冬引子，治内伤不治外感者；升麻清胃汤，治外感兼治内伤者。此治之分别也。外感之衄，脉大者易治，沉涩者难医；内伤之衄，脉缓者易治，疾数者难医。此脉之分别也。

　　太阳病，脉浮，无汗，发热，身疼，八九日不解，表症仍

---

① 海藏：王好古之号。元代医家，字进之，号海藏，赵州（今河北省赵县）人。撰《阴证略例》《医垒元戎》《此事难知》等书。

在，此当发其汗。服药已微除，其人发烦目瞑，剧者必衄，衄乃解。所以然者，阳气重故也。麻黄汤主之。

太阳病脉浮紧，无汗，发热身疼痛，八九日不解，表邪不散，当以麻黄汤发其汗。今服麻黄药已，病微除，其人发烦，目瞑剧，则太阳之邪，不从汗解，必发鼻衄而解，其所以然之故，以太阳经热邪重，今得麻黄辛温，必上从阳明，入目，络鼻之窍而出血矣。"麻黄汤主之"五字，在"当发汗"之下，不然，阳气太重，必衄乃解之后，何可再用麻黄汤也？

太阳病，脉浮紧，发热，身无汗，自衄者，愈。

此言太阳发热，脉紧无汗，应用麻黄汤。因其人邪微正旺，未服麻黄汤，自衄而病愈。申明上章衄而病解，不必再用麻黄汤也。

太阳伤寒，脉浮紧，不发汗，因致衄者，麻黄汤主之。

上章既明不可多用麻黄汤，此条言失用麻黄汤，因而致衄，太阳症仍在，仍用麻黄汤，承明致衄后，太阳表邪不解，仍要发表。

太阳病中风，以火劫发汗，邪风被火热，血气流溢，失其常度。两阳相熏灼，其身发黄。阳盛则欲衄，阴虚则小便难。阴阳俱虚，身体枯燥。

太阳伤寒未发热，火劫发汗，尚不为害。太阳中风，阳邪症火劫，则邪热被火热，血气妄溢，失其常度，其身必发黄。火伤于上，阴血足者，尚能作衄而解；火伤于下，阴血亏损者，必致小便不利，阴阳皆虚，而肌肉消烁①。

---

① 消烁：消减，减损。烁，通"铄"。削弱。《战国策·赵策四》："赵自消烁。"

阳明病，口燥但漱水，不欲下咽，此必衄。

此明鼻衄之症，非独太阳之邪，侵入阳明，阳明本经，亦有成衄者。如阳明病口燥，但欲漱水在口，不欲咽下，此阳明热在血分，亦必发衄。

脉浮发热，口干鼻燥，能食者则衄。

脉浮发热，阳明表热；口鼻干燥能食，阳明里热。表里皆热，则迫血妄行为衄。

### 升麻干葛汤

见烦躁。

### 茅根汤

茅花一味。

茅性清凉，根能凉血止烦，花苗专凉上焦之血，故治衄。

### 黄芩芍药汤

黄芩　白芍药　川连　甘草

阳明表热而衄，前方升麻干葛汤；阳明里热而衄，用此汤；家秘加生地、当归，以当归辛散，同芩、连、生地，则血凉而当归经矣。

### 犀角地黄汤

生犀角　山栀　白芍药　荆芥　牡丹皮　赤芍药　生地黄芩

此方不独治衄，兼治咳血、吐血；不独治内伤肝肾血，即阳明外感亦当从此方出入加减。加黄芩、荆芥，则血凉不上升；若大便实者，加当归、酒蒸大黄，其血立刻归经。家秘用当归同凉血药则下顺，归经之功最大。

### 地黄饮子

生地　丹皮　天门冬　黄芩　地骨皮　白芍

此治肝肾精竭，血燥劳瘵①之方。若尺脉大，加黄柏、知母。以外感发衄，皆因本元血分有火，故亦立此方。

**门冬饮子**

麦门冬　地骨皮　知母　石膏　生地　丹皮　白芍药

此通治鼻血之方。若阳明表症，加升麻、干葛、荆芥、黄芩；若里热便结，加当归、大黄。

**干葛石膏汤**

干葛　石膏　知母　甘草　丹皮　生地　黄芩

此方专治外感衄血者。然此凉阳明气分之药，家秘加丹皮、生地、黄芩，则兼凉其血。

**升麻清胃汤**

见口渴。

衄血，皆阳明血中伏火，故以此方清阳明血分之热。

# 畜　血

方书皆以唇干口燥，漱水在口不得下咽，以定上焦畜血；小腹硬满，小水自利，以定下焦畜血。至身黄如狂，发狂喜忘，乃是畜血症中之症，故《伤寒》叙畜血症与狂乱症中，互相发明。看伤寒以手按其心下及两胁，渐至大小腹，但有硬处，当询其小便利否。若小便不利者，或是气结溺涩，非畜血症；若小便自利，兼有身黄目黄，如狂喜忘，漱水不得下咽等症，即是畜血，急以桃仁承气汤、抵当汤下之。若小腹绕脐硬痛，口渴消水，大便不通，时有失气，此非畜血，乃是燥屎硬满。按畜血治法，有上中下三条。伤寒失汗，淤其血于上焦，用犀角

① 劳瘵（zhài债）：即痨病。瘵，病，多指痨病。

地黄汤；如狂喜忘，心下满，淤其血于中焦，桃仁承气汤；小腹硬痛，小便自利，淤其血于下焦，抵当汤主之。然桃仁承气汤，虽治中焦，并治下焦；抵当汤虽主下焦，兼治中焦。按仲景原文，其用抵当汤五条，用桃仁承气者一，言有淤血当下者三，至犀角地黄汤，乃后人补入者。余谓衄血、吐血，未曾淤畜内结者可用。若畜聚淤结，犀角地黄凝滞，当用桃仁承气抵当汤，散结逐淤为当矣。若畜结既行，再以犀角地黄汤、当归红花汤调血、养血，亦为至当。陶氏云：上焦衄血，可用犀角地黄汤，如无犀角，以升麻代之。此因同散阳明血热之药耳。家秘治中焦血热、血结，恐犀角凝滞，易以升麻清胃汤，加桃仁、红花。此又难用犀角，以升麻代之也。

太阳不解，热结膀胱，其人如狂，血自下者愈。其外不解者，尚未可攻，当先解外；外已解，但小腹急结者，乃可攻之，宜桃核承气汤。

此条不以小便利不利以定血，惟以其如狂，断其血结下焦，当攻其血。然表邪未解，当先解外邪，表解，小腹胀急，乃可攻之。

太阳病，六七日表症仍在，脉微而沉，反不结胸，其人发狂者，以热在下焦，小腹当硬满，小便自利，下血乃愈。所以然者，以太阳经，淤热在里故也，抵当汤主之。

太阳病，六七日，表症仍在，当散表。今脉微而沉，且不结胸，而发狂者，必血结下焦，而小腹硬满，小便自利，攻下其血乃愈，抵当汤主之。所以宜用此汤者，以淤热在太阳下焦之里故也。

太阳病，身黄，脉沉结，小腹硬，小便不利者，为无血也；小便自利，其人如狂者。血症谛，抵当汤主之。

太阳身黄，脉沉结，小腹硬，有两条。若小腹硬而不狂，小便不利，此热结膀胱之水，当用五苓散；若小腹硬，小便自利如狂者，此热结下焦之血，故用抵当汤。二条并详发黄。

伤寒有热，小腹满，应小便不利，今反利者，为有血也。当下之，不可用余药，宜抵当丸。

此条重申小腹满，小便利者，的是有血，较上章多"有热"二字，则易抵当为丸，以示留恋浓重，去热方尽。

阳明病，其人喜忘者，必有畜血。所以然者，本有久瘀，故令喜忘。屎虽硬，大便反易，其色必黑，抵当汤下之。

此二章申明用抵当汤真诀，血瘀于内则喜忘，且大便硬，反润滑易出，验其色又黑，确是畜血，故用抵当汤。

病者胸满痞硬，舌青口燥，但漱水不欲下咽，无寒热，脉微大来迟，腹不满，其人自言吾满，为有瘀血。

胸满痞黄，似脾胃湿热，但舌青色，口燥漱水，不欲下咽，无寒热，脉又微大来迟，他人不见腹满，自言胀满，则外不胀，而内胀急，故断其瘀血。

病者如热状，烦满，口干燥而渴，其脉反无热，此为伏阴，是瘀血也，下之。

病如热状，且见烦满，口干燥而渴，其脉反不数大，乃是阳邪伏于阴分，故知其为瘀血，宜下之。前条以脉大来迟，而断其血；此条以脉反无热，而断其血也。

少阴病，脉沉细，手足冷，或时发躁作渴，亦漱水不欲咽者，宜四逆汤温之。

下利厥逆，无脉，干呕烦渴，欲漱口，不欲咽，宜通白四逆汤、加猪胆、人尿同服。

厥阴、蛔厥，口燥舌燥，时时欲凉水浸舌及唇，一刻不可离，又不欲咽下，宜理中汤加乌梅主之。

以上三条，言阴极发躁，亦有漱水在口，不欲咽下者，故用四逆理中等汤温之。

### 红花桃仁汤

红花　桃仁　赤芍药　当归身

此方行血而无推荡，活血而无凝滞，家秘加山楂、香附，以散凝结；加山栀，以散热结；加韭汁，以散寒结。

### 犀角地黄汤

见衄血。

此方本治衄血、吐血，今因火伤上焦，故可用之。

### 桃仁承气汤

桃仁　大黄　芒硝　桂枝　甘草

此汤加桃仁佐大黄，行下焦畜血；加桂枝，散下焦凝结之血。家秘加枳朴，以血随气行；加当归、芍药，去旧中即为生新地步。

### 抵当汤

水蛭　虻虫　桃仁　大黄

血畜下焦，沉结牢实，直至小腹硬痛，不得不用此方。

### 当归红花汤

二味。

此活血之方，非行血者。血虚人有停瘀，以此方加山楂、桃仁，为轻行之法。

### 当归桃仁汤

二味。

此亦轻剂，但以桃仁易红花，则稍重前方。此等方法，示后人婉转，而戒卤莽。

## 下血

血从小便出者，名尿血；从大便出者，名便血。总其名曰下血。但有阴经、阳经之分，并无寒热之异，同归于热而已。《伤寒论》虽有少阴、厥阴下血之条，皆是阳热传入阴经之症，经虽属阴，症则阳症。陶氏一以为协热，是矣；一以为阴寒，误也。此因雨湿之年，湿淫用事，湿毒外袭皮毛，内侵血分，令人身发寒热，大便下血，腹反不痛，宜用苍独败毒散辛温散表，忌用寒凉抑遏，此宗《内经》湿淫所胜，治以辛温之法，非阴寒而温之也。陶氏以其用辛温，故误认阴寒而名之，不思《内经》云岁火太过，民病血溢、血泄。少阴火气内发，血溢、血泄，夫血得热则妄行，故无论外感诸血，以热主治，即内伤。亦有心移热于小肠而尿血，用导赤各半汤者；小肠本经自热而病，用火府丹加木通、滑石者；肺移热于大肠为便血，用凉膈散者；大肠本经自热而病，用当归大黄汤加栀、连、芍药者；膀胱下焦热结而尿血，用木通车前汤加知、柏、栀、连者；肝经血室伏火，而施泄下血，用知柏四物汤合龙胆泻肝汤者。未可以阴寒言之也。

**太阳病，以火薰[①]之，不得汗，其人必躁，到经不解，必清血，名为火邪。**

太阳病，当汗解，因其人津竭血燥，不得作汗，医以火劫汗伤阴，故发躁。下清血，当清火邪。

**太阳病，下之，其脉促，不结胸者，为欲愈。脉沉滑者，**

---

① 薰：通“熏”。用火烟熏。潘岳《马汧浅薄督诔》：“内焚秆火薰之。”

**协热下利，脉浮滑者，必下血。**

太阳病误下，怕成结胸，其脉浮促，表邪尚未内陷，未成结胸，故为欲愈。若脉沉滑，则邪遗大肠，而为协热下利。若脉浮滑者，则血热流溢，必大便下血。

**淋家不可发汗，发汗则便血。**

淋家即热结膀胱，小便频数，不清利膀胱，反发其汗，必小便出血。

**阳明病，下血谵语者，此为热入血室，但头汗出者，刺期门，随其实而泻之，濈然汗出则愈。**

此条详注热入血室。

**少阴病，八九日，一身手足尽热者，以热在膀胱，必便血也。**

此少阴热邪，外传太阳，则一身尽热，热结膀胱，必小便下血。

### 当归大黄汤

当归　大黄　生地　甘草

此方本治燥火下血，家秘以此治吐血、嗽血，大便干结。良以凉血则不上升，且大黄与当归同用，其血当归经矣。

### 黄芩芍药汤

见衄血。

肝家有火，则施泄不藏；脾受火乘，则土崩而不裹。今以白芍与芩、连同用，则肝脾之火皆清，而藏裹之令皆得矣。

### 苍术败毒散

熟苍术　羌活　独活　柴胡　前胡　防风　荆芥　枳壳
广皮　甘草

寒湿伤于太阳，内传阳明，有湿毒下血之症，以毛窍所入之邪，必要仍从毛窍而出，故不用血药，而以此方散寒湿。若误用寒凉，毒邪伏而不散。

**桃核承气汤**

即桃仁承气汤。

寒湿伤表，用败毒散；里热下血，以此方清里热，下瘀血。一表一里，两大法也。

**导赤各半汤**

见谵语发热。

**凉膈散**

见谵语。

**火府丹**

当归　赤芍药　黄连　大黄　甘草　滑石

桃仁承气汤，下淤血者，此方清血热者，同用大黄，有清下之分，有大小便之别。

**当归大黄汤**

当归　大黄　广皮　甘草

火府丹，兼治二便，此方专清大肠。

**木通车前汤**

木通　车前子　山栀　川连　知母　黄柏　生地　甘草

此方清小肠之热，通利膀胱，家秘治下焦热结，小便淋秘。

**知柏四物汤**

知母　黄柏　当归　白芍药　生地　丹皮

**龙胆泻肝汤**

见胁痛。

胆草　柴胡　黄芩　山栀　川连　知母　麦冬　人参
甘草

# 卷之三

云间秦景明从孙之桢皇士甫纂著

新安陈懋宽敬敷梓

咸宝楚良　棠荫南会订

杨鼎爵让侯　参阅

男堂周明　侄昕凤仪　及门慎廷辅匡如

陈仁弘九　蒋思永子培　须恒希黄仝较

## 无　汗

《伤寒论》无汗者九，不得汗者四，不汗出者一。《明理论》、陶氏书，惟寒邪一条，失之太简。以无汗为表症居多则可，以无汗为止是寒邪则不可。《伤寒论》太阳症无汗，发热身痛，手足冷，脉浮紧，冬用麻黄汤；太阳中风，脉浮紧，无汗而烦躁，乃营卫两伤，冬用大青龙汤；阳明症，头痛鼻干，脉浮无汗而喘，冬用干葛汤。此皆是寒邪在表而无汗用发表者。若阳明症无汗，身必发黄，茵陈栀子豆豉汤；阳明无汗，渴欲饮水，无表症者，白虎汤。此皆热邪在里而无汗，用清里者。又云：结胸症，但头汗，用大陷胸汤；但头汗，身发黄，用茵陈汤；心中懊侬，但头汗，栀子豆豉汤。此水饮内结而无汗也。又云：脉浮而迟，迟为无阳，不能作汗，身必痒，此阳虚人外冒表邪，不能作汗外解，用扶元发汗者。以上皆伤寒门无汗之症也。今有呕吐恶心，胸膈满闷，无汗喘急，脉滑不数，此痰结无汗，用二陈汤、导痰汤。有饱闷嗳气，发热无汗，右关滑大，此食滞中焦，胃阳不得敷布而无汗，用平胃保和散等。又有发热恶寒，无汗，脉不出，此表邪内伏用升阳散火汤。又有发热无汗，寒凉抑遏，而用温中升散者。凡此皆不得已而推广治法也。然无汗之症，到底用发散者多。例如脉伏无汗，用升发，正也。脉大无汗而用升发，无碍也；即脉细用升发、寒凉抑遏用升发、痰凝食滞用升发，皆无碍也。至如双解散、小柴胡汤、栀子豆豉汤治表有邪里有热之无汗者，若治脉伏无汗，则内有一半寒药而碍表邪；若治胸满痰结，寒凝食滞，则内有一半寒药而犯凝滞。又如白虎汤，阳明和解发汗者也，而条下注明表汗未出，表症尚在者，未可服；唇口干渴，不能消水，脉不数大，亦未可服。夫石膏汤尚如此，则黄连、大黄更不宜矣。惟热郁火闭之无汗，不忌寒凉耳。然无汗症，第一在脉上消息。经云：热病脉躁盛，不得汗，阳脉之极也，死。又云：阳病而见阴脉者，死。今细详阳脉躁盛无汗一条，后来不论生死，原能作汗外出。若战栗而出汗后气和者，生；若不战栗，洋洋汗出，气粗口张，随汗而死。若阳症脉阴无汗一条，则胃阳不足，津液内涸，到底无汗而死者多。大凡发热无汗之症，必得汗多，则身热方解，以其热在皮肤，无汗，则热邪何处发泄？故治无汗发热，不论日数，须善为发汗。要知麻黄、桂枝，但发冬月未郁热之寒邪无汗，不可用于三时热令。羌活汤、干葛柴胡汤，能发在表无汗，不能发在里火闭无汗。滑石、石膏能发在里火闭无汗，不能发在表无汗。淡豆豉、白豆蔻能辛散中焦抑遏无汗，不能发皮毛闭郁无汗。枳壳、木通能发大小便下窍不通无汗，不能发在外表邪无汗。桑白皮、地骨皮、桔梗能发肺气壅遏皮毛无汗，不能发他经闭郁无汗。仲景发表，加杏仁，妙以开润肺之皮毛，亦发汗良法。是以发汗，亦有理肺气而出者。然治无汗，必要互看头汗条者。

桂枝汤本为解肌，若其人脉浮紧发热，汗不出者，不可与也。当须识此，勿令误也。

此以下五节，皆寒邪在表无汗。北方冬月，用麻黄以发汗，故曰桂枝汤不可与也。

太阳病，头痛，发热，身疼，腰痛，骨节疼，恶风，无汗而喘者，麻黄汤主之。

此条申明上章发热无汗之症，不可与桂枝汤，宜麻黄汤。详注恶寒、头痛。

太阳中风，脉浮紧，发热，恶寒，身疼痛，不汗出而烦躁者，大青龙汤主之。

此条申明营卫两伤，不可与麻黄汤，宜用大青龙汤。详注烦躁。

太阳病，脉浮紧，无汗发热，身疼痛，八九日不解，表症仍在，此当发其汗。服药已微除，其人发烦热，目瞑，剧者必衄，衄乃解。所以然者，阳气重故也。麻黄汤主之。

此条详注衄血。"麻黄汤主之"一句，在"当发其汗"下。

太阳病，脉浮紧，发热，身无汗，自衄者，愈。

太阳病，脉浮紧，发热无汗，当用麻黄汤。因其人正气旺，未服麻黄汤而自衄出病愈。此申明上章太阳无汗症，若自衄乃解，不必再用麻黄汤也。

伤寒，脉浮，发热无汗，其表不解，不可与白虎汤；若渴欲饮水，无表症者，白虎加人参汤。

上半节言无汗之症，宜发汗，戒用白虎；下半节言渴欲饮水，无表症者，忌发汗，宜用白虎。

阳明病，无汗，小便不利，心中懊恼者，身必发黄。

阳明病，无汗，小便又不利，则湿热上下不得发泄，故心中烦闷懊侬。湿热久郁，身必发黄。此条不立一方，而暗示阳明无汗四条治法。无汗表热，干葛防风汤发表，一法也；无汗小便不利，猪苓汤清利，一法也；无汗心中懊侬，栀子豆豉汤治烦，一法也；无汗身发黄，茵陈汤治黄，一法也。

少阴病，但厥无汗，而强发之，必动其血，未知从何道出，或从口鼻，或从耳目出，名下厥上竭，为难治。

此条少阴传经里热症，医见其手足冷而无汗，绝似伤寒表邪未伸，误用麻黄桂枝辛温，强散其汗，则血得热而妄行，或从口鼻耳目而出。

**大青龙汤**

见烦躁。

**干葛汤**

见似疟。

**茵陈栀子豆豉汤**

三味。

此阳明热瘀在内，蒸发黄，家秘加干葛、防风，兼散表郁，则全内外分消之治。

**白虎汤**

见潮热。

**小青龙汤**

见咳嗽。

**补中益气汤：**

人参　白术　当归　黄芪　陈皮　柴胡　升麻　甘草

表邪闭郁而无汗，纯用发表；中气虚微不能作汗，则用此方。家秘加防风、荆芥，治劳力感冒。

**二陈汤　导痰汤**

二方见似疟。

**平胃散**

见谵语。

**升阳散火汤**

升麻　葛根　独活　羌活　人参　柴胡　防风　甘草
白芍

表邪内伏，寒冷抑遏，发热无汗，手足反冷，此邪热不得发越，故用火郁发之。

**消滞升阳汤**

厚朴　半夏　枳壳　广皮　升麻　葛根

阳明无汗，胸前饱闷，必是胃家有痰饮食滞，故用半夏、枳、朴，以消胃滞，再加升、葛，宣发表邪。

**双解散**

见发狂。

纯是表邪无汗，则用发表；若表有邪里有热，则用此方双解。

**小柴胡汤**

见恶寒头痛。

三阳表有邪里有热者，用前方双解；少阳表有邪里有热，则用此方。

**理肺发表汤**

家秘治肺气抑遏，发热无汗。

羌活　独活　柴胡　干葛　枳桔　桑皮

**平胃发表汤**

家秘治胃气抑遏，发热无汗。

羌活　独活　柴胡　干葛　枳朴　半夏

　　仲景首条，立麻黄汤，治无汗发热，气逆喘满；用杏仁，默示肺主皮毛，肺气壅遏则喘逆无汗，开发润肺气为发汗之真诀。又桂枝汤下云：服药后，食稀粥以助药力，此默示发热有汗，必是胃无凝滞，故可食稀粥，以助药力散邪。若发热无汗，必是胃有凝结，不能作汗，故开发。胃主肌肉，疏利胃阳，为发汗真诀。又于头汗条中，申明但头有汗，遍身无汗，皆系水饮淤热，凝结中焦，隔绝周身之道路，治宜宣发胃气，疏通经络。细玩麻、桂，宜北不宜南，故家秘化立败毒散方法，加枳、桔、桑皮，名理肺发表汤，治风寒壅肺、发热喘逆无汗之症。此从麻黄杏仁方中，化出治法。又以败毒散方，加枳、朴、半夏、苍术，名平胃发表汤，治痰涎食滞、胸满发热、头痛身痛、无汗之症，此从太阳病有表症，心下有水饮，用小青龙汤，辛散水饮，敷布胃中，则内伏之水饮作汗而出，外冒之表邪随汗而解。此一举两解，化法用方之妙悟也。

## 自　汗

　　太阳症，自汗出，发热不解，恶风，脉浮缓，此风伤卫，宜解肌，仲景用桂枝汤，家秘用羌活防风汤。若太阳发热，自汗口渴，小便不利，此热结膀胱，仲景用五苓散，家秘用羌活木通汤。若太阳表邪已解，自汗发热，口渴不恶寒，此阳明里热自汗，宜用凉膈散、三黄石膏汤、导赤各半汤。若大便不通，腹胀多汗，脉沉而数，此下症自汗也，宜用三承气汤。仲景下法，独详自汗条内者，以下法最怕表症不散，今自汗则表邪多解。以上论冬令伤寒，然亦可参治四时者。外有汗自出，身仍发热之冬温；有自汗出，发热不恶寒而渴之温病；有发汗已，身灼热之风温；有汗出身热，口燥渴之暑病；有自汗出身灼热，烦闷口渴，长幼相似之温疫。此皆四时有汗之寒热病，而非冬月伤寒自汗症也。伤寒初起，里未郁热，用辛温散表。若三时寒热病，里先有热，后感风寒在表者，用麻、桂则碍里热，故化立辛凉散表、和解表里两法。发散太阳，羌独败毒散；和解太阳，羌活冲和汤；发散阳明，升麻干葛汤；和解阳明，干葛石膏汤；发散少阳，柴胡防风汤；和解少阳；小柴胡汤。若表散里热，仍照伤寒清里之法。

太阳病欲解时，从巳至未止①。

此言太阳时候也。巳、午主太阳，故太阳病多发辰、巳时；太阳病欲解必过辰、巳、午时至未方解也。

欲自解者，必当先烦，乃有汗而解。何以知之？脉浮，故知汗出解也。

此明太阳病欲解，当观其脉浮先烦，知其汗出而解。

太阳病，发热，汗出，恶风，脉浮②者，名为中风。

此条言发热汗出，脉浮缓，乃是风伤卫之中风症。以无汗有汗，分别中风伤寒。

太阳中风，阳浮而阴弱。阳浮者，热自发；阴弱者，汗自出。啬啬恶寒，淅淅恶风，翕翕发热，鼻鸣干呕者，桂枝汤主之。

申明太阳中风，因卫之阳分有邪，故脉浮缓；营之阴分无邪，故不紧而弱。卫阳有邪，则发热；营弱无邪，则不闭郁而汗自出。言翕翕发热，形容表邪拘紧之象。鼻鸣喘逆，表邪气

① 止：《伤寒论》作"上"。
② 浮：《伤寒论》作"缓"。

粗也。干呕者，表邪呕恶也。故用桂枝汤，急解风邪。

太阳病，头痛，发热，汗出，恶风者，桂枝汤主之。

此申明头痛发热自汗之中风，宜桂枝汤者。

病人脏无他病，时发热，自汗出而不愈者，此为卫气不和也，先其时发汗则愈，宜桂枝汤主之。

脏无他病，言无里症，但时有发热、自汗表症，此卫气有病。当未发作时，先服桂枝汤发汗，则愈。

病尝自汗出者，此为营气和。营气和者，外不谐，以卫气不共营气和谐故耳。以营行脉中，卫行脉外，复发其汗，营卫和则愈。

此重明自汗出之病。营分本无病，因卫外之卫气，不谐和于营气，服桂枝汤，以和谐营气，则病愈。

发汗后，不可更行桂枝汤。汗出而喘，无大热者，可与麻黄杏仁甘草石膏汤主之。

发汗后，饮水多者必喘，以水灌之亦喘。

大凡汗出而喘，似太阳中风桂枝汤症，深恐误用桂枝，故曰若发汗后，不可更行桂枝。即自汗喘热之表症，若身无大热，但可用麻黄杏仁甘草石膏汤。盖麻黄与石膏同用，化辛温而为辛凉。麻黄同石膏，不惟散表，兼能清肺定喘；石膏得麻黄、杏仁，不惟清肺，兼能散表。又云发汗后，饮水多，必水寒射肺而喘。若水灌之，则外闭毛窍，亦必喘。

下后不可更行桂枝汤，汗出而喘，无大热者，可与麻黄杏仁甘草石膏汤。

前条发汗后，汗出而喘，无大热，不可更用桂枝。此条下后汗出而喘，无大热，亦不可更行桂枝，亦可与麻黄杏仁甘草石膏汤。两条汗下不同，然汗出而喘无大热则同。

伤寒发热，汗出不解，心下痞硬，呕吐而下利者，大柴胡汤主之。

发热汗出不解，心下痞硬，下利，此邪走肠胃，宜用下法。然发热呕吐，尚非承气症，故用大柴胡汤。

阳明病，脉迟，出汗多，微恶寒者，表未解也，可发汗，宜桂枝汤。

此申明阳明病，亦有自汗发热，恶风寒中风者，但以脉迟不浮缓，别阳明也。

阳明病，脉浮，无汗而喘者，发汗则愈，宜麻黄汤。

此申明阳明病，亦有无汗寒伤营症，但脉不紧，别阳明也。非教人必服麻、桂，当比例用方可也。

问曰：阳明病外症云何？答云：身热，自汗出，不恶寒，反恶热也。

此申明阳明病里热外症形象，身热，自汗出，不恶寒，反恶热者。

阳明病，脉迟，虽汗出不恶寒者，其身必重，短气，腹满而喘。有潮热者，此外欲解，可攻里也，手足溅然而汗，此大便已硬也，大承气汤。若微发热，恶寒外未解也，其热不潮，未可与大承气汤；若腹大满不通者，可与小承气汤，微和胃气，勿令大泄。

此申明上章自汗出，不恶寒反恶热，脉象症形，分详里症之大下、未可下，微和胃气之次第轻重。

阳明病，汗出多而渴者，不可与猪苓汤，以汗多胃中燥，猪苓汤复利其小便故也。

此言汗多而渴，宜生津退热，不可用猪苓汤。

病人烦热，汗出则解，又如疟状，日晡所发热者，属阳明也。脉实者，宜下之；脉浮虚者，宜发汗。下之与大承气汤，发汗宜桂枝汤。

此一日一发似疟之症。言病人烦热汗出而解，至明日日晡，又见先寒后热，此阳明经似疟，脉实多汗，便结腹胀，宜承气汤下之。如尚有头痛恶寒发热表症，而见浮缓虚脉，尚宜桂枝汤汗之。

伤寒发热无汗，呕而不能食，而反汗出濈然者，是转属阳明也。伤寒转系阳明者，其人濈濈微汗出也。

发热无汗太阳症，今有汗出而至濈然者，转属阳明矣。故转属阳明，必濈濈常有微汗出而不干。然虽属阳明，未见热结在里，故不用下法。

太阳病三日，发汗不解，蒸蒸发热者，属胃也，调胃承气汤主之。

汗出热不解，蒸蒸常有汗者，属胃家里热，故与调胃承气汤。上条但濈濈微汗不干，此条蒸蒸时汗外达，邪已入里，故立调胃承气汤，以示微下之意。

阳明病，其人多汗，以汗液外出，胃中燥，大便必硬，硬则谵语，小承气汤主之。若一服谵语止，更莫复服。

较上章多谵语、大便硬二症，故用小承气汤，但清胃热，谵语一止，莫再服。不服恐热气不清，多服恐无燥粪。

汗出谵语者，以有燥粪在胃中，此为风也，须下之。过经乃可下，若下之太早，语言必乱，以表虚里实故也。下之则愈，宜大承气汤。

上章多汗亡津，肠中干结，内热谵语，未必燥屎，故用小承气。此章汗出谵语，且有燥屎在肠胃之中，乃是阳明风热，消津结硬，蒸其胃汁，外腾阴血，阳津有立尽之势，则须下之。

以表虚无邪，里实有热，下之则愈，宜大承气汤。然立大下之法，又恐后人下早，故先戒曰：过经表散，乃可下之；若下之太早，则表邪内攻，语言必乱而死矣。前四句，立大下法门；中三句，关防下早变症；末三句，缴①前应下方法。失下恐津液立尽，早下恐变症不测。仲景岂以未过经而下早，变出内乱神明危恶之症，反轻言下之则愈，复立大承气大下危法于后？

阳明病，发热汗多者，急下之，宜大承气汤。

言阳明病，则无太阳、少阳表症。言汗多，则阳明表邪尽解。仍发热，乃是里热，蒸汗尽出，故用急下。前条言濈濈、蒸蒸汗出，初入阳明里症，用调胃承气，清胃热；中条言汗多，津液竭，大便硬，可用小承气微下；后条言谵语，有燥屎，当用大承气大下；此条总结上文，发热汗多，表解谵语，大便硬，有燥屎，已过经下症，当用急下、大下之法。

太阳病，项背强几几，反汗出恶风者，桂枝葛根汤。

太阳病，项背强几几，无汗恶寒，当用麻黄汤。太阳病，项背强几几，反汗出恶风，当用桂枝汤。今用桂枝葛根汤，必汗出恶风，又兼见阳明症。

三阳合病，脉浮大，上关上，但欲眠睡，目合则汗。

三阳合病，脉浮大，表脉也。上关上，少阳也。肝胆主目，合目则汗，盗汗也。虽不立方，然宜用小柴胡症②。

三阳合病，腹满身重，难以转侧，口不仁而面垢，谵语遗尿③。发汗则谵语，下之则额生汗，手足逆冷。若自汗出者，白虎汤主之。

① 缴：交付，扭转。用此以回复前面的话题。
② 症：据文义当作"汤"。
③ 尿：原作"屎"，据《伤寒论》改。

前条三阳合病，发明脉浮大，上关上，目合则汗，以示少阳和解主治。此条三阳合病，发明腹满身重，口不仁，面垢，谵语遗尿之里症，以示阳明清里主治。非表症，故发汗则谵语。非下症，故下之则额生汗。因手足冷，复戒之曰：自汗出者，可用白虎汤。

**桂枝汤**

见恶寒。

**羌活防风汤**

见项强。

**凉膈散**

见发狂。

**三黄石膏汤**

黄连　黄芩　黄柏　石膏

上焦肺胃有热，蒸汗外出，用前方凉膈散；若二焦皆热，则用此方，兼治三焦。

**导赤各半汤**

见腹满痛。

**败毒散**

见发狂。

**羌活冲和汤**

见发热。

**升麻干葛汤**

见寒热。

**干葛石膏汤**

见寒热。

**柴胡防风汤**

柴胡　防风　荆芥　前胡

少阳自汗，亦有表里二条。若少阳表症多，宜散少阳表邪，当用此方。

### 小柴胡汤

见寒热、头眩。

少阳表里皆热而自汗，不可单解表，宜用此方，以柴胡散少阳之表，黄芩清少阳之里。

### 知母石膏汤

知母　石膏　麦门冬　粳米

阳明纯表邪症，则用升麻干葛汤；表有邪，里有热，则用干葛石膏汤；若表邪已解，里热自汗，则以此方单清里热。

### 三黄解毒汤

见发狂。

### 三乙承气汤

见便结。

### 葛根黄连黄芩汤

葛根　黄连　黄芩　甘草

阳明里有燥热而自汗，用干葛石膏汤；阳明里有湿热而自汗下利，则用葛根黄连汤；阳明受热，肺受火制，则用干葛芩连汤，兼清肺胃；然又有热在气分而多汗，则用干葛知母石膏汤；热在血分而多汗，又用升麻清胃汤。

### 十枣汤

见结胸。

### 麻黄杏仁甘草石膏汤

麻黄　杏仁　甘草　石膏

汗出而喘，身无大热，且见于汗下后，乃是肺家内有积热，外冒寒邪。内有积热，外攻皮毛，故汗出；外有表邪，故发喘。此方妙在杏仁利肺气，借麻黄以散外寒，借石膏以清内热，从越婢汤中化出辛温变辛凉之法，并开后人双解肺经表里之法也。

### 大柴胡汤

见潮热。

### 甘草附子汤

见身痛。

### 甘草干姜汤

见烦躁。

### 芍药甘草汤

见烦躁。

### 桂枝葛根汤

桂枝　葛根　白芍药　甘草　大枣

太阳发热，项背强几几，反汗出恶风者，当用桂枝汤。今加入干葛者，以项强自汗兼见阳明耳。

# 头 汗

外感发热，必得遍身汗出，方得邪气外解。然所以致其汗出者，皆赖胃阳敷布，而能升降阴阳，发越毛窍者也。故凡中焦无病，则上下通达，遍身汗出而解。若中焦痞塞，则热结、水结、寒结、痰结、气滞、夹食、畜血，皆能壅滞经络。但头有汗，遍身无汗，邪气不能外解，是以头汗非轻症也。然亦有各条分别。外邪传入少阳，结于胸胁，上薰于头，则心烦懊憹而头汗，小柴胡汤合栀子豆豉汤。阳明烦渴多饮，湿热不得发越，上冲头角，而发黄头汗者，神术干葛汤。若见背强身痛，不能转侧，恶寒而头汗者，当治太阳，用羌活胜湿汤。水饮畜结中焦，怔忡上攻，但结胸，无发热，但头微汗，无表症者，半夏茯苓汤，甚者陷胸汤。若瘀血在上，红花桃仁汤；若瘀血在下，小便利，大便黑，小腹硬而头汗者，桃仁承气汤。若热入血室，迫血妄行，下血谵语而头汗者，归芍柴胡汤；甚则刺期门，以泻血室之热。中焦痞结，子和每用吐法。痰饮食积，凝结中焦，但头有汗，遍身无汗，家秘用干葛、柴胡、防风三味煎汤，调保和散，频服神效。若有燥火，冲萝卜汁、竹沥。若里热火闭无汗，用山栀、豆豉、葱头、滑石。夫柴胡、干葛、羌活、防风，但能发在表无汗，不能发在里火闭无汗；栀子、豆豉、滑石、葱白，但能发在里火闭无汗，不能发在表无汗。麻黄、桂枝，但能发寒邪外束，内无积热无汗，不能发风热外闭，内有积热之无汗；凉膈泻心汤，但能发热结肠胃无汗，不能发在表风寒闭郁之无汗。是以外有表邪，内有积热，妙在双解表里。胸前凝塞，胃阳不能敷布而无汗者，妙在开发胸前，升扬胃气。是以治头汗之症，必要互参无汗条。

伤寒十余日，热结在里，复往来寒热，大柴胡汤。若但结胸，无大热者，此水结胸胁也，但头微汗，大陷胸汤。

详注结胸条。

伤寒五六日，头汗，微恶寒，手足冷，心下满，口不欲食，大便硬，脉细者，与夫伤寒五六日，已汗复下，胸胁满，微结，小便不利，渴而不呕，但头汗出，往来寒热，心烦者，此未解也，宜柴胡桂桂干姜汤。

此申明头汗症之未解者。头汗微恶寒，手足冷，表症也；心下满，口不欲食，大便硬，里症也。表里两见之症，若脉数大，可以双解，今脉细则未能解。又伤寒五六日，已汗复下，反见胸胁满，微结，小便不利，渴而不呕，但头汗，遍身无汗，又寒热心烦，少阳太阳表症未解也，故宜此汤。

太阳中风，以火劫发汗，邪风被火热，血气流溢，失其常度。两阳相熏灼，其身发黄。阳盛则欲衄，阴虚则小便难。阴阳俱虚弱，身体则枯燥，但头汗出，剂颈而还，腹满而喘，口燥①咽烂，或不大便，久则谵语，甚者至哕，手足躁扰，捻衣摸床。小便利者，可治。

太阳中风，阳邪也，以火劫之，血气沸腾，灼其身发黄。火伤阳分，上冲作衄；火伤阴分，小便遂难。阴阳俱伤，身枯燥，但头汗。火伤脾肺，则腹满而喘，口干咽烂，大便不行。久则谵语，甚者至哕，手足扰乱。此时惟赖小便利者，津液尚存，尚可救。

太阳病，脉浮动数，头痛发热，微盗汗出，而反恶寒者，表未解也。医反下之，动数变迟，膈内拒痛，胃中空虚。客气动膈②，短气躁烦，心中懊憹，阳气内陷，心下因硬，则为结胸，大陷胸汤主之。若不结胸，但头汗出，余处无汗，剂颈而还，小便不利，身必发黄。

此条详注结胸。

阳明病，发热汗出，此为热越，不能发黄也。但头汗出，身无汗，小便不利，渴饮水浆，此为淤热在里，身必发黄，茵陈汤主之。又云阳明病被火，额上微汗出，小便不利，必发黄。

此三条反复明头汗身无汗，湿热不得内外分消，必发黄而小便不利。

①　燥：《伤寒论》作"干"。
②　客气动膈：指邪热在胸膈之间扰动。客气，指外邪或邪热。

阳明病，下之，其外有热，手足温者，不结胸，心中懊恼，饥不能食，但头汗出，栀子豉汤。

此言阳明病下后，外有热，手足温，则表邪尚未内陷，当解表。今因心中懊恼，但头汗，故用栀子，去烦涤热，豆豉宣散，胃阳敷布，作汗外解。

阳明病，下血谵语者，此为热入血室，但头汗出者，刺期门，随其实而泄之，濈然汗出而愈。

阳明有热，深入藏血、藏魂之所，火扰神明，则下血谵语，如见鬼状。热邪闭而不宣，故但头汗。刺期门，则营卫得通，遍身汗出而愈。可见小柴胡汤治热入血室，不从少阳起见，乃清解厥阴邪热；小柴胡汤治往来寒热，不从厥阴起见，清解少阳邪热也。

### 小柴胡汤

见恶寒头眩。

### 栀子豆豉汤

见懊恼。

### 干葛神术汤

干葛　苍术　防风　石膏

阳明湿热，闭郁中焦，胃阳不能敷布，但头汗，周身无汗，故以此方宣发胃气。

### 羌活胜湿汤

见身重。

阳明头汗，用前干葛神术汤。太阳头汗，当用此方。

### 半夏茯苓汤

熟半夏　白茯苓

中焦闭塞，则周身不能敷布，但头有汗。逐胃家水饮，则胃气清和，而濈濈汗出。

### 红花桃仁汤

血瘀上焦，常有发黄头汗者，此方瘀血散则汗出而邪散。

### 桃仁承气汤

见畜血。

血瘀上部，前方红花桃仁汤。若血瘀下部，头汗而脐腹硬满者，当用此方。

### 归芍柴胡汤

柴胡　黄芩　广皮　甘草　当归　白芍药　牡丹皮　地骨皮

热入血室，但头汗出，仲景以小柴胡汤治之。家秘重加当归、白芍药，则功力愈专；加二皮，则身热易退。

### 大柴胡汤

见潮热。

### 大陷胸汤

见结胸。

### 茵陈汤

见发黄。

发黄头汗症，皆系湿热，治分发表、清里二条。前方干葛神术汤发表之法，此方清里之法也。

## 盗　汗

盗汗者，睡中乃出，醒则止矣。杂症门责之血虚有火，故用当归六黄汤等补血凉血。外感盗汗，是邪热在半表半里之间，故用小柴胡汤。然不独少阳一经有盗汗，三阳三阴，皆有盗汗也。三阳盗汗，皆邪热未尽；三阴盗汗，皆热伏血分。故盗汗之症，有热无寒者也。治太阳盗汗，羌活冲和汤；阳明盗汗，干葛石膏汤；少阳盗汗，小柴胡汤；三阴盗汗，当归六黄汤。在厥阴，倍生地、白芍药；在少阴者，倍生地、黄柏、黄连；在太阴者，倍当归、黄芩。仲景论中，但有三阳盗汗，无三阴盗汗，以盗汗皆表症耳。今见热邪传入三阴，亦有盗汗者，故余补之。

太阳病，脉浮而动数。浮则为风，数则为热；动则为痛，数则为虚。头痛发热，微盗汗出，而反恶寒者，表未解也。医反下之，动数变迟，膈内拒痛，胃中空虚，客气动膈，短气烦躁，心中懊憹，阳气内陷，心下因硬，则为结胸，大陷胸汤主之。若不结胸，但头汗出，剂颈而还，小便不利，身必发黄。

详注结胸，宜参看。

阳明病，脉浮而紧，必潮热发作有时；但浮者，必盗汗出。

前条申明太阳脉浮动数，盗汗症，表邪未解，误下而变结胸发黄。此条申明阳明脉浮而紧，潮热发作有时症，表邪未散，亦不可下。即脉之但浮不紧，亦必见盗汗之表症。详注潮热。

三阳合病，脉浮大，上关上，但欲眠睡，合目则汗。

脉浮，太阳也；脉大，阳明也；上关上，少阳也。欲眠睡，合目则盗汗，此热在胆也，用小柴胡汤、泻心汤。今余推广清胆汤，重加柴胡、黄芩。互注合病，互参看。

**羌活冲和汤**

见发热。

仲景治盗汗，惟以小柴胡汤主治。盗汗尚见太阳表症者，家秘用此汤治之。

**干葛石膏汤**

见寒热。

盗汗而见太阳表症，用羌活冲和汤；盗汗而见阳明表症，化立此方。太阳不用败毒散，用冲和汤；阳明不用干葛汤，用此方。以盗汗表里症，宜和解耳。

### 小柴胡汤

见寒热、头眩。

### 当归六黄汤

当归　地黄　黄芪　黄连　黄芩　黄柏

此治血中伏火，内伤盗汗。家秘去黄芪，加柴胡、白芍药，治外感盗汗；再加牡丹皮，其力更专。

### 大陷胸汤

见结胸。

盗汗本非此方治者，因下后，心下直至小腹硬痛，故以此方治结胸为急。

### 清胆汤

柴胡　黄芩　竹茹　厚朴　广皮　甘草

合目则汗，胆经火旺，故用此方。若左寸脉大，是胆涎沃心，家秘加陈胆星、川黄连；兼小便不利，合导赤各半汤；左关数大，合龙①泻肝汤，加归、芍、山栀、牡丹皮。

## 懊憹

《伤寒论》言懊憹，惟太阳、阳明发汗吐下后有此症，则知是三阳经阳邪内陷，郁结心胸，而为半表半里之症，非三阴症。故仲景虽立大陷胸汤、人参白虎汤、猪苓汤等，然于懊憹条归

---

① 龙：此后据文义当脱"胆"字。

重于栀子豆豉汤。今余分各经见症施治。如太阳表邪，用羌活汤合栀子豆豉汤；阳明表症，用葛根汤合栀子豆豉汤；少阳见症，以小柴胡汤合栀子豆豉汤。不见表症，而有热邪内结，则以清里药合栀子豆豉汤。若食滞中焦，栀子豆豉汤加陈枳实，兼有痰凝小陷胸汤合栀子豆豉汤。此余推广之法也。

太阳病，脉浮动数，浮则为风，数则为热，动则为痛，数则为虚，头痛发热，微盗汗出，而反恶寒者，表未解也。医反下之，动数变迟，膈内拒痛，胃中空虚，客气动膈，短气躁烦，心中懊侬，阳气内陷，心内因硬，则为结胸，大陷胸汤主之。

此条因结胸症兼懊侬，故治结胸。详注结胸、头汗、发黄门。

伤寒五六日，大下之后，身热不去，心中结痛者，未欲解也，栀子豆豉汤主之。发汗若下之，而烦热胸中窒者，栀子豆豉汤主之。发汗吐下后，虚烦不得眠，若剧者，必反复颠倒，心中懊侬者，栀子豆豉治之。

首条言伤寒五六日，大下之，身热尚在，心中结痛，病未解也，故用栀子豆豉汤。第二条言若发汗，又下之，胸中烦热窒塞者，允宜栀子豆豉汤。第三条言发汗又吐又下后，其人虚烦，直至不得眠，若更剧者，必反复颠倒，心中懊侬，较之前两条虽甚，然不脱栀子豆豉汤者，以懊侬惟此为正法耳。

阳明病，脉浮而紧，咽燥口苦，腹满而喘，发热汗出，不恶寒反恶热，身重。若发汗则燥，心愦愦①反谵语。若加烧针，必怵惕②，烦燥不得眠。若下之，则胃中空虚，客气动膈，心

---

① 愦（kuì 溃）愦：心中烦乱不安的样子。
② 怵惕：恐惧的样子。

中懊憹，舌上白①胎者，栀子豆豉汤。若渴欲饮水，口干舌燥者，人参白虎汤主之。若脉浮发热，渴欲饮水，小便不利者，猪苓汤主之。

此章先分发汗、烧针、下之三条误治，后立三方治法。心中懊憹，舌上白胎，故用栀子豆豉汤；若渴欲饮水，口干舌燥，白虎加人参汤主之；若脉浮，渴欲饮水，小便不利，猪苓汤主之。

阳明病，下之，其外有热，手足温者，不结胸，心中懊憹，饥不能食，但头汗出者，栀子豆豉汤主之。

此申明表邪误下，身热仍在，阳邪未内陷，不作结胸，但成心中懊憹，饥不能食，但头汗出，必宜以栀子豆豉汤治之。互注头汗条参看。

阳明病，下之，心中懊憹而烦，胃中有燥屎者，可攻之。腹微满，初头硬，后必溏，不可攻之。

阳明下后，懊憹烦躁，有可攻不可攻。若果有燥屎，可攻之。若腹微满而不大满，肛门初头之屎虽硬，后必溏薄，不可攻之。

### 栀子豆豉汤

栀子　豆豉

此仲景治懊憹原方也。以懊憹症，心下烦热致病，故以栀子豆豉汤主治。然表邪不散，亦有烦热懊憹者，家秘故有三阳表药加入之法。如羌活栀子豆豉汤，即前方加羌活，以宣发太阳；干葛栀子豆豉汤，即前方加干葛，以宣发阳明；柴胡栀子豆豉汤，即前方加柴胡，以宣发少阳。

---

① 白：《伤寒论》此处无此字。

### 栀子豆豉枳实汤

懊侬热而无滞，止须原方。若有食滞，当加枳实。此开消导之法，非止用枳实一味也。

### 栀子豆豉陷胸汤

栀子　豆豉　半夏　川连　瓜蒌霜

因结胸以致懊侬，故有大陷胸汤治法。若痛而不实，当以栀子豆豉汤合小陷胸汤。

### 大陷胸汤

见结胸。

### 人参白虎汤

人参　石膏　知母　甘草　粳米

懊侬症，渴能消水，则阳明里热，故以此方清阳明。

### 猪苓汤

见小便不利。

懊侬症，宜治上焦。今以小便不利，则利小便为急。不用五苓散者，因阳明里热耳。

## 不得卧

不得卧，杂症多属内火，伤寒则有表热、里热，热在半表半里，热在气分、血分。有汗下太过，虚烦不得眠，有瘥后余热未尽不得卧。如脉浮数，身发热疼痛，无汗不眠者，太阳表症，宜羌活汤。若发热多汗，口渴，小便不利，不得眠者，太阳热结膀胱，五苓散。阳明目痛鼻干，不得眠，身热脉长，阳明表症也，干葛汤。若烦渴消水，舌燥唇焦，脉长而数，阳明里症也，人参白虎汤。若小便不利，猪苓汤。若蒸蒸发热，手足多汗，大便硬，有下症者，承气汤下之。若少阳胆热，脉弦而紧，小柴胡汤加羌活、防风。若脉弦而数，栀连柴胡汤加竹茹。若表邪已解，肝胆里热，龙胆泻肝汤；有下症者，大柴胡汤。若热病初愈，食谷太早，日暮微烦，减其饮食，栀子豆豉汤加枳实。若热病后，火旺烦躁，黄连泻心汤。若汗下太过，虚烦不得眠，秘旨安神丸。若胆涎沃心，胆火成痰，家秘胆星丸。《准绳》云：不得眠，皆是热症。表有邪者，邪扰经络，宜发表。里有邪者，火扰于内，宜清里。半表半里有邪，胆经有火，宜清少阳。若阳明有热，而胃不和，宜彻热和胃。余热未除而烦躁，热耗真阴，宜养阴清火。汗下虚烦而神气不足，宜养阴补虚。

太阳病，发汗后，大汗出，胃中干，烦躁不得眠，欲得饮水者，少少与之，令胃气和则愈。

此因大汗亡津，胃中干，烦躁不得眠，渴欲饮水，故与水以济胃干，则烦躁止而安卧。

太阳病二三日，不得卧，但欲起，心下必结，脉微弱者，此本有寒分也。反下之，若利止，必作结胸；未止者，四日后下之，此作协热利也。

太阳病二三日，不得卧，不过经络不宁，何至但欲起？必有痰涎结在心下。若其脉微弱，此本是有寒结，非热结，反下之，则邪不下行而作结胸。若利未止，邪已下行，四日后，当作协热下利。

发汗吐下后，虚烦不得眠，若剧者，必反复颠倒，心中懊恼，栀子豆豉汤主之。

发汗吐下后，虚烦不得眠，应补者多。今反复颠倒，心中懊恼，尚是热邪结于胸中，故用此汤治懊恼。

病人小便不利，大便乍难乍易，时有微热，喘冒不得卧者，

**有燥屎也，宜大承气汤。**

小便不利，里热互词；大便乍难乍易，里热互词；时有微热，潮热互词；喘冒不得卧下，大实、大满互词。故曰有燥屎，宜大下。

**少阴病，传之二三日以上，心中烦，不得卧，黄连阿胶汤主之。**

少阴病曰传之，此阳邪内传也。二三日以上，心中烦不得卧，此手少阴心火旺，故用此方。

**少阴病，下利六七日，咳而呕渴，心烦不得眠者，猪苓①汤主之。**

少阴下利，热传下焦者多。今咳而呕渴，心烦不得眠者，此上焦手少阴燥火伤阴致是。

**羌活汤**

见恶寒。

表热不卧，以此方散表。

**五苓散**

见小便不利。

小便不利不得卧，用此方。

**干葛汤**

见似疟。

阳明表热不得卧，当散表；若口渴唇焦消水，加知母、石膏。

**人参白虎汤**

见潮热。

---

① 苓：原作"肤"，据《伤寒论》改。

阳明表热不得卧，用前干葛汤；里热不得卧，则用此方。

## 大承气汤

见大便结。

热结肠胃，腹胀便结不得卧，故用此方。

## 栀连柴胡汤

柴胡　黄芩　广皮　甘草　竹茹　半夏　栀子　川连

少阳邪热不得卧，则用此方。

## 龙胆泻肝汤

龙胆草　柴胡　黄芩　川黄连　麦门冬　陈胆星　知母　甘草　真青黛　山栀

肝胆有火则目不能合，胆涎沃心则目不得瞑，故以此方加胆星、青黛，化胆经之痰。

## 大柴胡汤

见潮热。

少阳症不得卧，又见下症者，用此方。

## 栀子豆豉枳实汤

见懊憹。

热病初愈，食谷太早，日暮微烦，夜不安卧，用此方，再加消导之药。

## 黄连泻心汤

黄连　麦门冬　赤茯苓　甘草　木通

内伤不得卧，有心气不足，则以枣仁汤温药以补心气；若心血不足者，则朱砂安神丸、天王补心丹补心血凉心火，今热病门故用此方。

## 朱砂安神丸

黄连　白茯神　麦门冬　生地　枣仁

心火旺，心血未虚者，以黄连泻心汤主治；心血虚者，以安神丸治之。

**家秘胆星丸**

陈胆星　青黛　海石　龙胆草　甘草

胆火旺不得卧，当用黄连柴胡汤、龙胆泻肝汤；若胆火成痰、胆涎沃心则用此方。

## 发　黄

《内经》发黄，分上中下三条。有谓：目黄，曰黄疸。有谓：黄疸，暴病久逆之所生者，及少阴、厥阴司天之政溽暑，皆发黄疸，悉是上焦湿热也，宜用一清饮等宣发。有谓：食已如饥，曰胃疸，与脾风发瘅，腹中热出黄者，有脾脉搏坚而长其色黄者，《灵枢》谓脾所生病，皆中焦湿热也，栀连茵陈汤治者。有谓溺黄赤，安卧者，必黄疸，及肾脉搏坚而长，其色黄，《灵枢》谓肾生病，皆下焦湿热也，栀子柏皮汤治者。仲景依此诸条，发明黄疸于《金匮》门，复发明发黄于《伤寒论》。或以表邪未解，下之太早，热邪内陷而发黄；或以血畜下焦，小腹硬满，其人如狂而发黄；或以火劫汗，两阳相薰而发黄；或渴饮水浆，湿热浸淫而发黄。另有发汗已，热气已泄，反发黄者，非瘀热发黄，当于寒湿中求之。然则《金匮》黄疸与伤寒热病发黄，又有分别。夫发黄之症，通用茵陈汤。如小便不利，烦躁而渴，五苓散合茵陈二苓汤。发黄烦躁，呕而不渴，茵陈平胃散。热重凝结有下症者，栀子大黄汤、大黄硝石汤，酒积积热喘呕而渴者，济生葛根汤。若伤寒发黄，身热无汗，表症不解，脉浮而紧，冬月仲景用麻黄汤，今家秘用羌活防风汤。若表解里热者，宝鉴黄连散。以上皆湿热发黄也。另有身不发热，冷汗自出，脉沉而迟，乃太阴经阴黄也。内间有身痛亦发热者，然脉必沉迟，色必熏黄而晦，口必干，不饮水，与阳明湿热发黄，脉数消水，色如橘黄大相异。伤寒病，遇寒水湿土司天，往往变成阴黄。治阴黄之症，小便利者，术附汤；小便不利者，五苓散。遍身手足逆冷，冷汗自汗，茵陈汤加姜附。脉弱气虚者，理中汤重加茵陈。以上皆阴黄也。至瘀热发黄与瘀血发黄，又宜细辨。如头汗出，遍身无汗，腹微满，小便不利，渴欲饮水，为瘀热发黄。若小腹硬满，小便不利，大便或结或黑，如狂喜忘，渴不饮水，为瘀血发黄，此症之分别也。瘀热发黄，脉必数大沉实；瘀血发黄，脉见沉细芤结，此脉之分别也。白虎症，烦渴饮水，不发黄者，遍身多汗，湿热发泄。若但头汗，身上汗少，邪热不得外泄，故发黄。余按发黄症，惟阳明、太阴脾胃二经者多。以黄色属土，土中湿热，则发黄色。至阴黄，乃内伤寒湿症也。

太阳病，脉浮动数，头痛发热，微盗汗出，反恶寒，表未解也。医反下之，阳气内陷，若不结胸，但头汗出，小便不利，身必发黄。

脉浮动数之表症，反下之，热邪内陷，应变结胸。若不结胸，但头有汗，小便不利，瘀热无从出路，身必黄。详注头汗、结胸。

太阳病，身黄，脉沉结，小腹硬，小便自利，其人如狂者，血也，抵当汤。

太阳病，身黄，脉当数大，今沉结，小腹硬实，如狂，小便自利，此非热结膀胱，的是畜血发黄。

太阳中风，以火劫汗，邪风被火热，血气流溢。两阳相熏灼，其身发黄。阳盛欲衄，阴虚小便难。阴阳俱虚，身体枯燥，但头汗出。

中风乃阳邪，以火劫汗，两阳相薰灼而身发黄。火伤上，阳分热盛，故欲衄；火伤下，阴分受热，故小便难。气血两伤，则津液竭，血燥而身体枯燥。详注头汗。

若发汗已，身灼热者，名风温。脉阴阳俱浮，自汗，身重，多眠睡，鼻必鼾，语言难出。若被火者，微发黄色。

风温，即春令发热，不恶寒而渴之温病，复以火劫汗，必发黄。

阳明病，发热汗出者，此为热越，不能发黄。但头汗出，小便不利，渴饮水浆，此瘀热在里，身必发黄，茵陈汤。

伤寒七八日，身黄如橘子色，小便不利，腹微满者，茵陈蒿汤。

阳明发热，本汗出，今头上出，余处无汗，则热邪不得外解，且渴饮水浆，小便不利，则湿热不得下泄而身黄。又云伤寒七八日，身黄如橘色，小便不利，腹微满，亦是湿热发黄，故二条同欲茵陈汤。

阳明病，无汗，小便不利，心中懊憹，身必发黄。

阳明之热，外不得汗解，内不得小便泄，故懊憹身黄，虽不立方，然栀子豆豉加茵陈症也。

阳明中风，脉弦浮大而短气，腹满，胁下及心痛，鼻干不得汗，嗜卧，一身及面目悉黄，小便难，有潮热，时时哕，耳前后肿，刺之瘥。病过十日，脉续浮者，与小柴胡汤。脉但浮，无余症者，与麻黄汤。若不屎，腹满加哕者，不治。

此条详注呃逆。

阳明病，面合赤色，不可攻，必发热。色黄者，小便不利也。

阳明病，合面皆赤色，此表症不可攻。若误攻之，则表汗不出，必见色黄，淤热内结，而小便不利也。

阳明病，被火，额上微汗，小便不利者，必发黄。

阳明病，畏火，今反以火熏灼，上攻头额，止得额上微汗，则热邪外不得汗泄，下不得便出，而必发黄。此条不立方，然猪苓茵陈汤症也。

伤寒发汗已，身目为黄。所以然者，以寒湿在里，不解故也。不可下，于寒湿中求之。

伤寒汗不得出发黄，今发汗已，身目反黄，此非瘀热，乃阴黄病，当于寒湿门求治。

### 一清饮

柴胡　赤茯苓　桑白皮　黄芩　川芎　甘草

治发黄症，一惟清湿热，故以柴胡、川芎清表邪；桑白皮、黄芩清肺气；赤茯苓清小便。

### 栀连茵陈汤

栀子　川连　茵陈

一清饮，双解表里湿热者。此方清在里湿热者，故曰湿热内结，分利甚捷。

### 栀子柏皮汤

栀子　柏皮　甘草

湿热在表，用一清饮；湿热在里，用栀连茵陈汤；湿热在下焦，故以山栀、黄柏佐甘草，缓肝急而专施泄。

### 茵陈汤

茵陈　栀子　大黄

湿热症，宜利小便。仲景妙在大黄与茵陈同用，则大黄不出大便，随茵陈、山栀逐从膀胱而出。故曰当验其黄从小便而出，色如皂荚汁是也。

**五苓散**①

猪苓　白茯苓　白术　泽泻　桂枝　茵陈

五苓散，止利水湿，今加茵陈，并利湿热矣。

**茵陈二苓汤**

茵陈　栀子　大黄　茯苓　猪苓

茵陈山栀大黄汤，仲景使黄从小便而出。后人善体仲景，故用二苓，专走小便。

**茵陈平胃散**

即平胃散加茵陈一味。

食滞发黄，名谷疸，故以平胃散散湿郁，加茵陈则清热散黄。若食重不消，加白豆蔻、莱菔子、神曲、枳实。

**栀子大黄汤**

栀子　豆豉　枳实　大黄　茵陈

仲景治懊恼，用栀子豆豉汤；治心下热痛，用大黄、枳实；今以懊恼又兼心下热痛，故以四味合治。今家秘加入茵陈者，以其散湿热，能治黄耳。

**济生葛根汤**

葛根　栀子　豆豉　枳实　甘草

酒湿之热，积于肠胃，必发黄发热，此方以栀子豆豉汤，加枳实、干葛，则宣发阳明湿热，从表而散。

**羌活防风汤**

羌活　防风　白芷　苍术　川芎　甘草

风湿伤太阳，发热发黄，脉浮无汗，仲景用麻黄汤。后人

---

① 五苓散：《伤寒论》组成无"茵陈"。

恐南方辛热，故以此方代之。

### 宝鉴黄连散

黄连　黄芩　大黄　甘草

湿热在表发黄，用前方散表；湿热在里发黄，又当用此方。加生甘草泻心火，制苦寒。

### 金匮大黄硝石汤

大黄　黄柏　硝石　栀子

同一清热治黄，前方栀子大黄汤加豆豉、枳实，治懊㤓热结在上者；此方加黄柏、硝石，治热结在下者。盖大黄得硝石则直走大肠。茵陈大黄汤内无枳实，如调胃承气。栀子大黄汤加枳实，如小承气。大黄硝石汤，如大承气汤。立此三法，无太过不及。

### 术附汤

熟附子　白术

阴症发黄，皆是太阴寒湿，此方补土中之火。

## 面赤色

伤寒面赤色，虽有表热、里热之分，然表症居多，故身热汗少，六脉浮数，发汗乃解。若太阳见症，无汗脉浮紧者，加减羌活汤。有汗脉浮缓，加减防风汤。阳明见症，无汗，发热脉浮紧者，葛根汤。有汗脉洪长者，干葛石膏汤。少阳见症，无汗恶寒，脉浮紧，羌活柴胡汤。有汗脉弦，小柴胡汤。若里热面赤，汗多不恶寒，渴而饮水，六脉沉数，知母石膏汤，凉膈散。阳明里热面赤，大便实者，凉膈散加酒蒸大黄，以清血分之热。失用大黄，有衄血之患。若风温症，有汗，发热，面赤色，宜防风干葛石膏汤。若初起不发热，口不渴，唇不焦，脉沉迟，面赤色，即阴极发躁等症，另用四逆汤。

太阳病，得之八九日，如疟状，发热恶寒，热多寒少，其不呕清便，欲自可，一日二三度发，脉微缓者，为欲愈也。脉微而恶寒者，此阴阳俱虚，不可更发汗、更下、更吐也。面色反有热色者，未欲解也，以其不能小汗出，身必痒，宜桂枝麻黄各半汤。

此条表邪面赤热。详注似疟。

又云太阳病，脉浮而迟，面热赤而战栗者，六七日当汗出而解，反发热者，瘥①。迟为无阳，不能作汗，其身必痒。

此阳微难作汗，故面热赤。至六七日作汗之期，若战栗，当汗出而解。发热者，则阳气复而症瘥。若因脉迟无阳，不能战惕发热作汗，其身必痒。

阳明病，合面赤色，不可攻。攻之，必发热，色黄，小便不利也。

面合赤色，此表邪作汗之征。若误攻下，则表热不散，热瘀于上，必蒸黄色于皮毛；热瘀于下，必热结膀胱而小便不利。此条不立方法，既曰阳明病，当用防风干葛汤，解在表发热之黄。既曰小便不利，当用猪苓汤，分利下焦。

并病篇曰：二阳合病，太阳初得病，时发其汗，汗先出不彻，因转属阳明，续自微汗出，不恶寒。若太阳病不罢者，不可下，下之为逆，如此可小发汗。设面色缘缘正赤者，阳气怫郁在表，当解之、熏之。若发汗不彻，不足言，阳气怫郁不得越，当汗不汗，其人躁烦，不知痛处，乍在腹中，乍在四肢，按之不可得，其人短气，但坐以汗出不彻故也，更发汗则愈。

① 瘥：此后《伤寒论》有"迟"字。

何以知其汗出不彻，以脉涩故知也。

曰太阳初得病时，发其汗不彻，因转属阳明，虽名合病，实并病也。然必得表邪尽解，方可下，若太阳症未罢，下之则为逆，如此尚可小发其汗。设若面色连连赤色，此是邪汗未出，则非小发汗，急当以药解表，以汤熏汗。若汗原不透彻，语言不能完全，此阳邪不得发越，其人必烦躁，呻吟叫痛，乍云在腹，乍云四肢，按之不得痛处，其人喘逆短气，但当坐以汗出不彻，更出汗则愈。何以知汗出不彻，以其脉涩滞糢糊，尚是表汗未出。

少阴病，下利清谷，里寒外热，手足厥逆，脉微欲绝，身反不恶寒，其人面赤色，或腹痛，或干呕，或咽痛，或利止脉不出者，通脉四逆汤主之。其脉即出者，愈。

厥阴下利，脉沉而迟，其人面少赤，身有微热，下利清谷者，必郁而冒汗出而解，病人必微厥。所以然者，其人面戴阳，下虚故也。又曰下利清谷，里寒外热，汗出而厥者，通脉四逆汤主之。

以上二条，皆阴症似阳之面赤，故皆用四逆汤。

《金匮》云：病者身热足寒，颈项强急，恶寒，时头热面赤目赤，独头动摇，卒口噤，背反张者，痉病也。若发其汗者，寒湿相得，其表益虚，即恶寒甚。发其汗已，其脉如蛇。

此痉病门面赤色。仲景论痉，专主血虚液燥，故即身热足寒，颈项强急，恶寒面赤，尚禁发汗。详痉病。

**加减羌活汤**

羌活　独活　防风　荆芥　柴胡　干葛　广皮　甘草

面色赤，表热，欲汗之候，又见浮大急数之表脉，故用此方。

**加减防风汤**

见头痛。

面赤自汗，身热不减，脉见浮缓者，以此方治之。

**葛根汤**

见恶寒。

阳明病，禁用麻、桂，今以无汗，脉浮紧，故用此方，然亦北方冬月治法。

**干葛石膏汤**

见寒热。

同一阳明面赤，前条无汗脉浮紧，则用干葛汤；今有汗脉洪长，则用此方。

**柴胡羌活汤**

即小柴胡汤加羌活。

面赤之症，不特太阳阳明，即少阳表邪不散亦有，故以柴胡汤加羌活、防风。

**小柴胡汤**

见寒热。

前方治少阳太阳表邪者，此方治少阳表里兼见者。

**知母石膏汤**

知母　石膏　门冬　竹叶　粳米

仲景面色赤，皆以表邪主治。然亦有阳明里热、上冲头面，汗多口渴而面赤者，故以此方治之。

**凉膈散**

见发狂。

阳明里热、口渴消水之面赤，则用知母石膏汤。若胃热上冲而刑肺金，则用此方。大便结，加玄明粉。腹胀不得大便，有下症者，大、小承气汤。

**防风石膏汤**

即干葛石膏汤加防风。

阳明风热面赤色，故用此方。

**四逆汤**

见身痛。

面赤色皆是阳邪，然阴症中又有虚阳上浮者，故用此方。

## 胸　满

胸满在心之上，故多表症。盖表邪传里，必先胸至胁，然后入里者也。胸满症必内有痰涎，外邪传里，互相交结致是。故胸满、胸痹之症，多用瓜蒌等豁痰，或用瓜蒂散吐法。伤寒胸满心烦发热者，柴胡陷胸汤。胸满连胁，加青皮、枳桔。若尚带太阳表症，加散表药。寒热胸满而呕苦，通用小柴胡汤加枳、桔。未效，合小陷胸汤。故胸满症，瓜蒌、枳、桔为必用之药。惟呕多者用半夏，不用瓜蒌。若夹食胸满，见嗳气饱闷，用保和平胃散消导法。有表邪者，兼散表；有里热者，兼清热；有痰饮，导痰汤等。另有不发热，口不渴，唇不焦，二便清利，六脉沉迟，此阴寒胸满，另用温散。

太阳病，下之，脉促，胸满，微恶寒，桂枝去芍药汤主之。

太阳表症误下，则变脉促胸满，因尚有微恶寒表症，故用桂枝；去芍药者，因胸满症，忌血药凝滞耳。

太阳阳明合病，喘而胸满，不可下，宜麻黄汤。

三阳合病而喘，表邪未伸，故不可下，而用麻黄汤。

若发汗，若下之，烦热胸中窒者，栀子豆豉汤。

汗后烦热，不可再汗；下后烦热，不可再下。汗下后烦热胸中窒者，即烦闷懊侬，故用栀子豆豉汤。未汗下者，表症胸满，此汤不中用也。

病如桂枝症，但头不痛，项不强，寸脉微浮，胸中痞硬，气冲咽喉，不得息，此胸中有寒也，当吐之。

如桂枝症，但头不痛，项不强，寸脉微浮，非桂枝症；胸中痞硬，气冲咽喉不得息，此胸中有寒饮，故吐之，非言里气虚寒用吐法。

少阳中风，耳无闻，目赤，胸中满而烦，若吐下之，则悸而惊。救逆，小柴胡去黄芩加茯苓。

少阳中风，言有汗发热少阳症。少阳之脉，起目锐眦，入耳中；其支者，贯胸膈。故少阳症则目赤耳聋，胸中满而烦，若以吐下除烦，则悸而惊，故以小柴胡去黄芩，加茯苓定悸安神。

阳明潮热，大便溏，小便可，胸胁满，属阳明。

阳明潮热，大便硬，小便不利，乃是里症。今大便溏，小便又利，且胸胁满，属阳明表症。

太阴病，腹满而吐，食不下，自利益甚，时腹自痛。若下之，必胸中结硬。

太阴之脉，络胃统腹，故腹满吐食自利，时腹自痛。本非下症，若误下之，必胸中结硬。

少阴病，下利咽痛，胸满心烦者，猪肤汤主之。

此热邪传入少阴，故以猪肤润燥滋阴。

厥阴病，手足厥冷，脉乍紧，邪结胸中，满而烦，饥不能食，病在胸中，当吐，瓜蒂散。

厥阴病，手足厥冷，脉本沉迟，今乍紧急，此阳邪传入厥阴之病，病在胸中，故用瓜蒂散吐之。

**瓜蒂散**

苦瓜蒂一两，为细末吹鼻。

黄水畜于中焦，此方吹鼻得嚏，则目出泪，鼻出水矣，然内有黄水者可用。

**柴胡陷胸汤**

柴胡　瓜蒌　半夏　黄连　甘草　青皮　枳壳

此即小陷胸汤，加柴胡、青皮、枳壳。大凡治凝结之症，必开豁气道。

**小柴胡加枳桔汤**

柴胡　黄芩　广皮　甘草　枳壳　桔梗

前方因热痰凝结，故以小柴胡合小陷胸汤。此条但是热邪结聚，故不合陷胸汤，但加枳壳、桔梗。

**小陷胸汤①**

瓜蒌　熟半夏　川连　甘草

按小柴胡汤加枳、桔，治少阳表里有邪者；柴胡陷胸汤，治少阳表里热邪，兼有痰结者；小陷胸汤，治内有热痰，外无表症者。加枳、桔则力专；加甘草则力缓。

**保和散**

楂肉　麦芽　莱菔子　半夏　连翘　香附　枳壳

痰食胸满者，宜用此方。尚有表邪，仍兼散表。

**平胃散**

熟苍术　厚朴　广皮　甘草

外感发热，不用燥药。但湿邪满闷，非此不能治。

---

① 小陷胸汤：《伤寒论》组成无“甘草”。

### 二陈汤

见似疟。

胃中有痰饮，则呕恶饱满，豁痰和胃，对症之药。

### 导痰汤

见似疟。

痰结上焦，用二陈汤。若痰结中焦，用此方上消下行。

### 栀子豆豉汤

见懊忱。

### 小柴胡去黄芩加茯苓汤

即柴胡二陈汤。

小柴胡汤，不去黄芩加茯苓，名柴苓汤；去黄芩加茯苓，名柴胡二陈汤。总之，热痰凝结，以半夏黄芩同用；水饮凝结，则去黄芩而以半夏茯苓同用。

## 胁满痛

胸胃皆在中，胁肋在身之侧，故胁肋之症，在杂症门，以肝、胆、肺三经所主；外感门，一惟少阳。盖表邪传里，必由胸以至胁，故胸满多是表症，腹满方是里症，若胁满胁痛，皆是半表半里之症。然伤寒发热胁满痛，亦有兼太阳、阳明表邪者，故无汗脉浮，恶寒胁痛，先用羌活柴胡防风汤，发散表邪；然后用小柴胡汤合小陷胸汤，加枳壳、桔梗、山栀、青皮治之；若有痰饮内结，再加豁痰药。另有一起，即从少阳发寒热，或两肋或一肋刺痛，甚则痛极而死，此感时行燥热，伏积于中，又被风寒外束，郁于少阳，名肋刺伤寒，又名沙胀是也。若无汗恶寒，脉浮紧，先用羌活败毒散发散表邪，随用小柴胡汤加山栀、青皮、苏梗、木通，疏散少阳。若是燥热，加知母、石膏，则汗出邪散。不愈，刺委中三里，并刺十指出血，即名放沙法。另有胁痛，寒热，又见咳嗽气逆，此肺受外邪，名金邪入木。又有胆经有火，刑克肺金，名木火刑金。此二症最重，初起发热，脉浮无汗者，防风泻白散加枳壳、桔梗；若无汗，恶寒身痛，有表症者，加羌活、柴胡，先散表邪；若有汗脉沉数，用黄芩泻白散，合栀连枳桔汤；若燥热流年，重加知母、石膏。即见少阳胸胁痛症，亦是金邪入木，仍以肺邪为重，当清肺燥，禁用辛温；若无肺经喘咳之症，则单治少阳。按外感胁痛，最重刺胁伤寒，以时行厉气，害人最速，宜详岁运何气司政。余故分详少阳胁痛、肺邪胁痛二条。其下手认症处，以不咳嗽为少阳，以咳嗽为肺邪；以左胁痛为少阳，以右胁痛为肺邪。其认脉处，以左手脉病为少阳，以右手脉病为肺邪。其论治法，以脉浮身热无汗，先散表；以脉沉里热，时时有汗，清里热。其有服发汗之药，汗大出，邪不解，表药中重加黄芩、山栀、枳壳、青皮以清少阳，重加知母、石膏、枳壳、桑皮以清肺邪。又有用一半散表，一半清里，重用木通、苏梗疏通经络，得和解之力而愈者。余尝以木通、苏梗各五钱，加入和解方中，以治无汗胁痛身痛，汗必出，痛必减。以木通通窍，苏梗疏散耳。余尝以木通、苏梗、各五钱煎汤，治发热胁痛，多有发瘢痧而愈者。按此二味药未尝治痛，今以之疏通经络，通则不痛矣；按此二味药未尝主发瘢痧，今以之疏通经络，则邪散而瘢出矣。

太阳病，十日外表已解也。若胸胁痛，小柴胡主之。若脉浮者，仍与麻黄汤。

伤寒四五日，身热恶风，胁下满，手足温而渴者，小柴胡去半夏，加天花粉①。

太阳病，十日外，胸胁痛，是邪传少阳，当用小柴胡汤。设脉浮者，尚是太阳表脉，尚宜散表。若四五日身热胁下满，手足温而渴，则热邪内传，当用小柴胡汤，去半夏辛温，易天花粉润渴。

伤寒十三日不解，胸胁满而呕，日晡所发潮热，已而微利，此本柴胡症，不得利，今反利，知误以丸药下之，先以小柴胡汤以解表，后加芒硝汤②主之。

十三日胸胁满而呕，日晡潮热微利，此本柴胡症，未应利而利，必误下而然。故先解表，后用芒硝治潮热。

传经热邪，胁满干呕，大柴胡汤主之。

传经热邪，当用攻里。今因胁满干呕，尚非承气汤症，故用大柴胡汤。

太阳中风，下利呕逆，表解，乃可攻之。其人漐漐汗出，发作有时，头痛，心下痞硬满，引胁下痛，干呕短气，汗出不恶寒，十枣汤主之。

太阳症表解，漐漐汗出，发作有时，形容里症可攻。心下痞硬，胁下痛，汗出不恶寒，的是无寒热短气之实症。即其头痛，亦是悬饮上攻头痛，故用十枣汤。夫小青龙汤，治冬月太阳表症，干呕胁痛也；小柴胡汤，治少阳寒热干呕胁痛也；十枣汤治表邪已解，痰饮内结，干呕胁痛也。

阳明病，潮热，大便溏，小便自可，胸胁满，小柴胡汤主之。

---

① 小柴胡去半夏加天花粉：《伤寒论》作"小柴胡汤主之"。
② 芒硝汤：《伤寒论》作"柴胡加芒消汤"。

潮热，阳明里症，法当清下。今以大便溏，小便自可，则里无结热，且见胸胁满，尚是柴胡汤症也。

阳明病，胁下硬满，不大便而呕，舌上白胎，小柴胡汤主之。

胁下硬满，不大便，理宜下矣，然呕而见舌上白胎，尚是小柴胡汤症。

**胁满干呕，往来寒热者，属少阳。**

胁满，少阳也；干呕，少阳也；往来寒热，少阳也。言属少阳，小柴胡汤也。

**羌活柴胡汤**

羌活　柴胡　防风　枳壳　青皮　甘草

胁痛无汗，脉浮，恶寒身热，为太阳、少阳，故用此汤。家秘用苏梗、木通，取通则不痛也。

**小柴胡汤**

见寒热。

此方治少阳胁痛。若见太阳表邪，加羌活；阳明表邪，加葛根；痛即汗出火也，多加山栀、青皮、木通、苏梗；热痰胶结，合小陷胸汤。

**小陷胸汤**

见结胸。

**败毒散**

见发热。

**防风泻白散**

防风　桑白皮　地骨皮　甘草

此方本治肺风痰喘，故胁痛若见咳嗽气逆，用此方。

**黄芩泻白散**

黄芩　桑白皮　地骨皮　甘草

前方泻白散加防风，开示肺冒风邪胁痛；此方去防风加黄芩，开示肺中伏火胁痛。

**栀连枳桔汤**

山栀　黄连　枳壳　桔梗　甘草　青皮　木通　苏梗

胸胁作痛，气道壅滞者，多以栀、连；加入气分药中，则火痛可除。然此方治里热作痛者，若外有表邪，仍加散表之药。

**芒硝汤**

芒硝　枳壳　厚朴

胁痛上焦病，无下行法。今以误下后复见下症，不得已而用之。

**大柴胡汤**

见潮热。

前方柴胡、芒硝各用，此先表后攻之法；此方柴胡、大黄合用，此双解表里之法。前方用芒硝，重在下秽腐；此方用大黄，重在清里热。

**十枣汤**

见痞气。

三阳表邪尽解，胁下仍见硬痛，此悬饮结聚，故以十枣汤下痰饮水积。

# 心下满

心下满，属阳明胃家。故曰邪结心下，满而烦，饥不欲食，心胸嘈杂①，或见冲逆作呕，此胃家有火之痰饮食积也，宜栀

---

① 嘈（cáo 曹）杂：嘈杂。下同。

连平胃散、二陈汤调服。心下满而不饥不食，不见嘈杂者，此无火之痰饮食积也。若初起恶心胀痛，宜先吐之，随用消食化痰，不用苦寒抑遏。若热邪聚胃，心下痞满，方可用枳壳川连汤、栀连保和散，清热积，栀连二陈汤化热痰。家秘用保和散加白豆蔻、砂仁，消食滞饱闷。若里有热，煎凉药以汤调服，忌燥者冲竹沥、莱菔汁最妙。总之，胸前饱闷，宜消不宜补，宜散不宜收。若有停滞，切忌寒凉生冷。若胸前一有凝结，即见烦躁谵语等症，宜察食气痰凝，慎勿误认里热谵妄，误投凉剂攻下。大凡胸痛胃满，皆是上部之病，非下部肠病，故禁下法也。惟心下硬痛，大便不通者，方用攻下。

**脉浮而大，心下反硬，有热属脏者，攻之。**

脉浮而大，不当攻。今心下反硬，有热属脏，形容热已深入，而结脏于里，故可攻之。

**阳明病，心下硬满，不可攻，攻之利遂不止。**

前条浮大表脉，尚曰可攻。此条同一硬满，何曰不可攻？前条有热属脏，内已包藏，便硬消水，口燥唇焦，种种里热之症，故曰攻之。此条无有热属脏，恐食滞痰饮硬满。言此条不可攻，则上条可攻，愈有下手。

**伤寒五六日，大下之后，身热不去，心下结痛者，未欲解也，栀子豉汤。**

伤寒大下后，若身热去，心下结痛，此为结胸，当用陷胸汤。今身热不去，心下结痛，当用柴胡汤。不用柴胡而用此汤者，以汗下后，身热里烦，心下结痛耳。

**太阳病，重发汗，复下之，不大便六七日**①**，舌上燥而渴，**

① 六七日：《伤寒论》第137条作"五六日"。

日晡小有潮热，从心下至小腹硬满而痛，大陷胸汤主之。

此分别同是下后，上条身热不去，心下结痛，与此条日晡潮热，小腹硬痛，治分上下。夫大便不通六七日，舌上燥而渴，日晡小有潮热，且心下至小腹硬满而痛，则成结胸症，故用陷胸汤。

### 栀连平胃散

即平胃散加栀连。

胃有湿热，故加栀，连；湿郁成痰，加半夏、石菖蒲；若顽痰胶结，加海石、香附。

### 二陈汤

熟半夏　白茯苓　广皮　甘草　加石菖蒲

治痰用二陈，不易之论。然顽痰胶结，非南星、石菖蒲不能开郁痰成积，非海石、香附不能解痰食相凝，须以保和丸合用。夫二陈汤，治痰病之缓者；导痰汤、指迷丸、化痰丸，则稍重；控涎丹、滚痰丸则重矣。要知应用控涎、滚痰症，不惟二陈不及，即用指迷、化痰亦不及。应用二陈症，不惟控涎、滚痰太过，即指迷、化痰亦太过也。

### 枳壳川连汤

二味。

此方加木香，能治湿热下利；加当归、大黄，能治燥热下血，腹痛频并。今以心下满闷亦用此方，以枳壳与川连同用；能消心下热结之痞。若痰涎凝结，加半夏、瓜蒌实，则合小陷胸汤；加广皮、厚朴、竹茹，能清胃热而止呕吐；加大黄、甘草，又合调胃承气汤。

### 栀子豆豉汤

二味。

仲景治心胸满闷，以表症尚在者，仍用发表；表邪已解，里有热结者，用诸泻心汤；心腹硬痛，有下症者，用陷胸汤。若汗下后，心烦痞塞，立栀子豉汤，和解其热；栀子厚朴汤，宽解其气。此无穷法门也。

**大陷胸汤**

见结胸。

按大陷胸汤，治心下硬痛，大实大满；小陷胸汤，治热痰凝结中焦；枳壳川连汤、栀子厚朴汤，治热邪凝结气分；栀子豆豉汤，治汗下后烦热痞塞；诸泻心汤，治寒药误下，抑遏痰热于胸前。此丝丝入扣法门也。

# 结　胸

《伤寒论》云：病发于阳，而反下之，热入因作结胸；病发于阴，而反下之，因作痞满。此千古疑句也。观仲景以大小陷胸汤重方治结胸，以诸泻心汤轻方治痞满，则知发于阳、发于阴，乃言病之轻重。旧注以发热恶寒，发于阳；无热恶寒，发于阴。不知无热恶寒者，阴症也，反下之，即死矣，焉能成痞满？仲景岂用黄连泻心寒药，治误下后之阴症乎？又云：太阳病风伤于卫，当用桂枝汤，误用承气汤下之，因作结胸。太阳病，寒伤于营，当用麻黄汤，误用承气汤下之，因成痞满。余细玩之，亦不拘太阳一经以致病。下文云：伤寒五六日，呕而发热，柴胡症具，而以他药下之。若心下满而硬痛者，此为结胸也，大陷胸汤主之。若但满不痛者，此为痞，柴胡不中与也，宜泻心汤。可见少阳经误下，亦有结胸痞满之症。又以心下硬痛者，为结胸；以心下但满而不痛者，为痞满，可见结胸痞满，但以痛不痛分别病之轻重命名。总之，三阳表邪未解而重，下早而变心下硬痛，名曰结胸；三阳表邪未解而轻，下早变心下但满不痛，名曰痞满。仲景未曾尽拘太阳一经，亦未必以风寒伤卫、伤营分别。观其用方主治，则以大陷胸汤丸，治心下直至小腹硬痛大结胸症；用小陷胸汤丸，治但心下痛小结胸症；以诸泻心汤，治但心下满不痛之痞气。细玩寒伤营发于阴，无汗之表邪症，重于风伤卫、有汗之表邪，何故误下反不成结胸，反成不痛之痞满，反用泻心汤轻方？按此明明以症之轻重，命名立方。其以陷胸泻心立名者，以其病在心胸部位耳。若热邪内陷阳明大肠下部，则不得谓之结胸，而为阳明腹痛下症，不用陷胸而用承气汤下之矣。又如表症未解，而误下之，表邪内陷，系在太阴脾家阴经，而见下症者不用承气，而用桂枝大黄汤。以大黄下秽腐，以桂枝散内陷之表邪，且制大黄不伤太阴脏气，不比结胸在上之阳经症，可用陷胸汤者；不比热结在下之阳明症，可用承气汤者。外另有水结胸症，用生姜半夏汤者；有痰火结胸，而用川连半夏汤者。今余又推广邪气食气，互相胶结，用平胃保和散者，凡此皆后世类结胸症也。

太阳篇云：病发于阳，而反下之，热入因作结胸；病发于阴，而反下之，因作痞满。所以成结胸者，以下之太早故也。

此条申明表热未解，失汗误下，成结胸痞满之由。言病发于阳，表热之重者，下早表热内陷而成结胸；发于阴，表热之轻者，若下早成痞满。旧注风伤卫为阳，寒伤营为阴。不知寒伤营无汗身痛，发热之表邪，重于风伤卫有汗之表邪。岂误下反变痞满之轻病？必是以表热之轻重而分阴阳也。

太阳病，脉浮而动数，浮则为风，数则为热，动则为痛，数则为虚，头痛发热，微盗汗出，而反恶寒者，表未解也。医反下之，动数变迟，膈内拒痛，胃中空虚。客气动膈，短气躁烦，心下懊侬，阳气内陷，心下因硬，则为结胸，大陷胸汤主之。若不结胸，但头汗出，余无汗，剂颈而还，小便不利，身必发黄也。

浮而动数，表脉也；头痛发热，盗汗恶寒，表症也。医反下之，动数变迟，结胸脉也；膈内拒痛，懊侬，心下因硬，结胸症也，故用大陷汤。设若不结胸，头有汗，遍身无汗，小便不利，则淤热无从发泄，身发黄矣。

太阳病，重发汗而复下之，不大便五六日，舌上燥而渴，日晡小有潮热，从心下至小腹硬满而痛，不可近者，大陷胸①汤主之。

表症失汗，误下有成结胸痞满，今重发汗，复下之，亦成结胸。不大便，舌上燥而渴，日晡小有潮热，心下至小腹硬满而痛，故用大陷胸汤。

结胸者，项亦强，如柔痉状，下之则和，宜大陷胸丸。

结胸而至颈项亦强，胸邪十分紧实，用大陷胸汤，恐过而不留；陷胸丸，恐滞而愈结。今煮汁服之，则婉转逐邪。

病有结胸，有脏结，其状何如？答曰：按之痛，寸脉浮，关脉沉，名曰结胸也。如结胸状，饮食如故，时时下利，寸脉浮，关脉小细沉紧，名曰脏结。舌上白胎滑者，难治。

此条辨结胸、脏结之症，惟在饮食如故，时时下利上以别症。寸脉浮，关脉沉，舌上有胎，不可用辛温；白胎而滑，不可用寒凉，故曰难治。

病人胁下，素有痞气，连在脐旁，痛引小腹，入阴筋者，此名脏结，死。脏结无阳症，不往来寒热，其人反静，舌上胎

---

① 胸：原脱，据昌福本补。

滑者，不可攻也。

此申素有痞气之人，今痛引入小腹，下连阴筋者，名脏结之死症。又申脏结非阳经症，故无往来寒热，其人反静，舌上有胎而滑者，故不可攻。

伤寒六七日，结胸热实，脉沉紧，心下痛，按之石硬者，大陷胸汤主之。

此条重申胸前实热，脉沉而紧，心下痛，按之石硬者，宜用大陷胸汤。

小结胸症，正在心下，按之则痛，脉浮滑者，小陷胸汤主之。

此重申不按不痛，脉浮滑，不沉实，宜用小陷胸汤。

伤寒十余日，热结在里，复往来寒热者，与大柴胡汤主之；但结胸，无大热者，此为水结在胸胁也，但头汗出者，大陷胸汤主之。

上段言伤寒十余日，热结在里，已可下，然见往来寒热，少阳表症，只可大柴胡双解表里。下段言但结胸，外无大热者，乃是水结胸，阻绝阴阳，故但头汗，余处无汗，必以大陷胸逐水饮，通闭塞。此申明但头有汗之症，当治胸前凝结。

伤寒六七日，发热微恶寒，骨节烦疼，微呕，心下支结，外症未去者，柴胡桂枝汤主之。

此章邪结胁下，不成结胸，又见太阳、少阳表症，当用柴胡桂枝汤先散表邪。

结胸病，其脉浮大者，不可下，下则死。

结胸病，脉浮大，即为表邪，故曰下之则死。

伤寒五六日，呕而发热者，柴胡症具，而以他药下之，柴胡病仍在者，复与柴胡汤。此虽已下之，不为逆，必蒸蒸而振，却发热汗出而解。若心下满而硬痛者，此为结胸也，大陷胸汤主之。但满而不痛者，此为痞，柴胡汤不中与之，宜半夏泻心汤。

此申明误下，变三症三条治法。言结胸痞满，不独太阳下早而成，即少阳表症，误下亦成者。故曰伤寒五六日，呕而发热，柴胡汤症，反用他药下之，若发热表症仍在，不成结胸者，当复与柴胡汤，必蒸蒸发热汗出而解。若下后身不热而见心下硬痛，则成结胸矣，宜用大陷胸汤。若满而不痛，则为痞气，宜用半夏泻心汤。

**大陷胸汤**①

芫花　甘遂　大戟

热邪传里，内结小腹，用大承气汤。若失汗误下，热邪内陷，作痛胸腹，用大陷胸汤丸。

**小陷胸汤**

川连　半夏　瓜蒌实

此方详注胸满，以半夏辛散豁痰，瓜蒌荡涤邪秽，川连去积热，则热散痰消。

**承气汤**

见便结。

结胸上部病，本不用承气汤。若胸前不痛，腹中痛多，又见大便闭结，故变用承气汤下行，则上亦宽。

**桂枝大黄汤**

见腹痛。

误下，表邪内陷，阳明胃家作痛，脉沉而紧，用大陷胸汤。

---

① 　大陷胸汤：《伤寒论》组成为"大黄、芒硝、甘遂"，与此不同。

内陷大肠作痛，脉数而实，用承气汤。内陷太阴作痛，脉细而数，用桂枝大黄汤。

### 生姜半夏泻心汤

生姜　半夏　枳壳　厚朴　人参　川连　甘草

此方通治失汗下早痞满之方。多加甘草，名甘草泻心汤，治胃中虚，客气上逆；多加生姜，名生姜泻心汤，治胁下水气，腹中雷鸣。

### 平胃保和散

即平胃散保和丸同研。

挟食外感，胸中凝结作痛，手不可近，似结胸，实痰饮食积症，故用此方。

### 柴胡桂枝汤

详注痞满。

## 痞　满

痞满致病，同于结胸，均是表邪下早变症，均是表邪内陷心胸。惟以痛者为结胸，但满不痛者为痞满。症有痛、不痛之分，治有陷胸、泻心轻重之别。按诸泻心汤，皆寒药以攻痞。其一加附子者，以辛热监制寒药而攻热结，非温里寒也。另有不因误下，自己发热，胸胁满闷，非结胸痞满，此太阳、少阳两经表邪合病之支结症。仲景用柴胡桂枝汤，又有表邪传入少阳，半表半里，心下胁胁痞满，仲景用小柴胡汤，陶氏以枳桔汤合治之。重者以小柴胡汤合小陷胸汤。

伤寒汗出解之后，胃中不和，心下痞硬，干呕噫食臭，胁下有水气，腹中雷鸣，下利者，生姜泻心汤主之。

不因汗下、汗出表解后，胃中不和，心下痞硬，干呕噫食臭，此胁下有水饮，故腹中雷鸣而下利，用生姜泻心汤。

伤寒大下后，复发汗，心下痞，恶寒者，表未解也。不可攻痞，当先解表，表解乃可攻痞。解表宜桂枝汤，攻痞宜大黄黄连泻心汤。

先发汗，则表邪解，今先大下后发汗，恐表邪未解；况心下痞满，尚有恶寒，表症仍在，未可攻痞，先用桂枝汤解表，后用大黄黄连泻心汤。

脉浮而紧，而复下之，紧反入里，则作痞，按之自濡，但气痞耳。心下痞，按之濡，其脉关上浮者，大黄黄连泻心汤主之。心下痞，而复恶寒汗出者，附子泻心汤主之。

上章明心下痞见恶寒，乃是表邪。此章明心下痞见恶寒，因汗出，故非表邪。脉浮紧，表症。若误下，则紧脉之寒邪入里作痞。按之濡，则内无痰饮食积，但是气痞。其脉关上浮，属阳邪，故用大黄、黄连以泄痞热。若痞而见恶寒汗出，则是邪热得寒药凝结，不得发越而恶寒，故以泻心汤寒药中，加附子开导。

本以下之，故心下痞，与泻心汤。痞不解，其人渴而口燥烦，小便不利者，五苓散主之。

误下心下痞满，应与泻心汤。今痞不解，其人反口渴燥烦，小便不利，此太阳之邪，不特痞结心下，复下遗而结膀胱，故用五苓散。

伤寒发热，汗出不解，心下痞硬，呕吐而下利者，大柴胡汤主之。

伤寒发热，汗出不解，太阳中风表症，汗出，心下痞硬，下利，又阳明里症。因呕吐，故不用承气而双解表里。

伤寒发汗，若吐若下，解后心下痞硬，噫气不除者，旋覆代赭石汤主之。

未汗吐下解后，见心下痞硬，噫气不除，则痰气胃实，当用陷胸泻心汤。今汗吐下后，故用养正涤痰扶元下坠之药。

太阳中风，下利呕逆，表解者，乃可攻之。其人漐漐汗出，发作有时，头痛，心下痞硬满，引胁下痛，干呕短气，汗出不恶寒者，此里未和也，宜十枣汤。

外有太阳中风，内有下利呕逆，若表邪已解，方可攻。若漐漐汗出，发作有时，头痛，心下痞硬满，引胁下痛，干呕短气，汗出不恶寒，此表解，里有痰饮结聚作痛，故用此方。

**生姜泻心汤**

生姜　半夏　甘草　人参　黄芩　黄连　干姜　大枣

泻心汤五方，三方皆用干姜、半夏、黄连、黄芩，两热两寒，豁痰清热。此方因汗出表解，胃阳虚不能敷布水饮，腹中雷鸣而下利，故用生姜佐干姜和胃阳，此以痰热方中，化出逐寒饮之法。

**大黄黄连泻心汤**

大黄　黄连

痞满症泻心诸方，皆用冷热各半之药。此方除去干姜、半夏辛温，惟用大黄、黄连，此以痰热方中，化出单清里热之法。

**附子泻心汤**

大黄　黄连　黄芩　附子

此即前方加黄芩，以合三黄大寒之剂；加熟附子辛热，以散其凝结。此以清热方中，化出辛温向导之法。

**半夏泻心汤**

半夏　黄芩　干姜　人参　甘草　黄连　大枣

泻心汤皆用半夏，而独以此方命名者，因痞满呕吐皆是痰涎作祸，故即以此汤，重加半夏。此以泻心方中，化出重治痰涎之法。

**甘草泻心汤**

甘草　黄芩　干姜　半夏　黄连　大枣

此方以泻心汤，重加甘草，示明误下损中，心下痞硬，反不忌甘温作胀者。细玩泻心诸方，示后人练方治病，惟在分两上轻重加减。

**十枣汤**

芫花　甘遂　大戟　大枣

心下痞硬，干呕胁痛，要分表邪已解、未解。全见表症者，仲景以小青龙汤，发表邪，散水饮；邪在半表半里，则用小柴胡汤和解；若表邪尽散，里有结热，则用十枣汤。

**旋覆代赭石汤**

旋覆花　甘草　人参　代赭石　生姜　半夏　大枣

汗吐下后，表里之邪已解，但见心下痞满，噫气无凝结作痛实象，乃是胃虚不能运化，停痰结聚不下，故用此方。

**柴胡桂枝汤①**

柴胡　桂枝　黄芩　芍药　甘草　大枣　半夏　生姜

支结有二条：若少阳阳明见症，以小柴胡合小陷胸汤；太阳少阳见症，以小柴胡合桂枝汤。一以痰热结于心胸，故合小陷胸；一以表邪内传心胸，故合桂枝、芍药。

**枳桔汤**

枳壳　桔梗

仲景以枳术汤，治脾虚食滞之痞；以泻心诸汤，治伤寒热

①　柴胡桂枝汤：《伤寒论》组成中有"人参"。

病之痞；今立枳桔汤，以豁胸前气痞，兼治胸胁支结。

## 咳 逆

《内经》云：五脏六腑皆令人嗽，不独肺也。此言咳嗽主肺，然别经亦有之，于是详列十二经络主嗽症形，以治内伤。至《伤寒论》太阳篇，论咳两条，皆曰心下有水气，皆用小青龙汤。此以水饮内伏，心下太阳表症未解，用发散心下水饮主治。其少阳篇云：欬者，小柴胡汤。此以邪传少阳主治。其少阴篇两条，一以小便不利，泄利下重，用四逆散；一以下利六七日，咳而呕渴，心烦不得眠，用猪苓汤。二者皆阳邪传入阴经，当以湿热主治。《伤寒论》惟有太阳、少阳、少阴三经致嗽，非《内经》详而仲景略也。盖因内伤门咳嗽者多，外感咳嗽者少。然外感者，六气皆能致也。伤寒致咳，恶寒身痛，发热无汗，脉浮紧，肺素无热，外受寒邪，未经郁热，冬月可用三拗汤。肺热感寒者，羌防泻白散。伤风致咳，头痛额痛，发热多汗，脉浮而缓，荆防饮。以上二条，表邪利害，宜散表。伤热致咳，喉痛声哑不恶寒反恶热，汗出而热，脉沉而数，黄芩泻白散加荆芥、薄荷；兼风者，加防风。伤燥致咳，口渴唇焦，内热烦躁，时常有汗，干嗽无痰，连嗽不已，时或停止，遇夜益甚，右脉急数，泻白散加石膏、黄芩。风湿致咳，泻白散合防风神术汤。大凡外感咳逆，既明何经主病，又当究何气致病，因寒散寒，因风散风，有热清热，有湿利湿，必当去其致病之根。以外感咳嗽，但去病邪，正气自复。例如热病，初起不咳，后致咳，皆因热邪伏于肺胃，要先清其所伏之热邪。是以外感之嗽，初起即当从外散表。若初起先见咳嗽，即为肺家受邪，单治肺邪。若见左胁作痛，即为金邪入木，以肺受邪热，乘克少阳肝胆木位，宜清理肺邪，佐以清肝胆之药，如泻白散加柴胡、黄芩，以清少阳。惟先见少阳寒热症，后变咳嗽，乃名木火刑金，以少阳火邪刑伤肺金而为咳嗽，宜清少阳，佐以清肺之药，如泻清各半汤等，加桑白皮、桔梗。

伤寒表不解，心下有水气，干呕发热而喘咳，或渴，或利，或噎，或小便不利，小腹满，或喘者，小青龙汤主之。

此言外有太阳表邪，内有水饮伏结，上则干呕发热喘咳，下则小便不利，小腹满，故以小青龙汤辛散内伏之水饮，敷布胃中，从发表之药作汗外解。

伤寒心下有水气，咳而微喘，发热不渴，服汤已渴者，此寒去欲解也。小青龙汤主之。

此重申太阳经，心下有水气喘咳，发热不渴，可用小青龙汤。服小青龙汤已，发渴者，此寒饮已去，病欲解，不必再服小青龙汤。

### 小青龙汤

麻黄　桂枝　白芍药　干姜　细辛　五味子　半夏　甘草

此方泛视杂合，细玩有苦心。原文云：伤寒表不解，心下有水气，干呕发热而咳。又云：心下有水气，咳而微喘，发热不渴。皆以小青龙汤主之。曰表不解，不得不用麻、桂；曰水气内伏，又非麻黄、桂枝、大青龙三方所能治。故以干姜、半夏辛散心下所伏之水饮，先散中焦，续得麻、桂、细辛引拔水引①，作汗出表，不使水邪干肺喘咳。又以白芍药敛住肝家营血，五味子敛住肾家阴津。但欲辛散心下内伏水饮，作汗发出皮毛，内散水饮，外解表邪，不欲其阳液阴津，亦从麻、桂、

---

① 引：据文义当做"饮"。

细辛而出。夫大青龙汤，行周天之云雨；小青龙，地下之蛟龙。初起但发山中内伏之水而外出，若不用干姜、半夏先散水饮，徒用麻、桂散表，则伏内之水饮不散。若用十枣汤等下水饮，太阳之表邪，乘虚内陷。

### 小柴胡汤

见寒热。

### 小柴胡去半夏加瓜蒌根汤

同一少阳病，有呕吐，加半夏；有烦渴，去半夏，易以瓜蒌根。

### 荆防饮

荆芥　防风　桔梗　甘草　桑白皮　杏仁

此方治伤风咳嗽，用桔梗开肺窍，桑白皮、杏仁泻肺气，加荆芥、防风将肺中之风轻轻泻出。

### 黄芩泻白散

桑白皮　地骨皮　甘草　黄芩

三拗汤，治肺受寒邪而嗽者；荆防饮，治肺受风邪而嗽者；此方治肺火嗽者。广而推之，燥火加知母、石膏；风热加防风、石膏；风湿加防风、苍术；痰多者加瓜蒌、海石。

## 呃　逆

《伤寒论》有哕无呃。按《灵枢》治哕篇，以草刺鼻作嚏，嚏已无息，疾迎引之，立已；大惊之，亦已。推之即今外治呃逆之法。方书以干呕与哕，妄拟咳逆。夫咳逆者，以咳嗽气逆立名。呃者，胃气不和，上冲作声，听声命名，故曰呃逆。呃逆之症，若身发寒热，呕逆作呃，此表邪传少阳也。若见左脉浮紧，身热无汗，羌活柴胡汤主之。若有汗，脉数，小柴胡合清胆汤。若内热口渴，呃声作止，时时汗出，唇焦便结，右脉沉数，此阳明里热上冲也，干葛竹茹汤、竹茹清胃汤。若里热便闭，六脉数大者，用泻心汤、凉膈散。有下症者，承气汤。若胃热兼虚者，人参橘皮竹茹汤。若中脘多痰，右脉滑大者，二陈竹茹加枳桔。有痰有火，脉沉而数者，栀连二陈汤加葛根、竹茹，或导痰汤下之。若食滞中焦，气口脉滑者，平胃保和散。若误服寒凉，六脉沉迟，中焦凝滞者，宜大顺饮、温中保和散。若阴火上冲而呃逆者，知柏四物汤。另有初起不发热，口不渴，二便清利，六脉沉迟而见呃逆，此阴症寒呃也，轻则理中汤，重则四逆汤、丁香柿蒂汤主治。

阳明中风，脉弦浮大而短气，腹都满，胁下及心痛，久按之气不通，鼻干，不得汗，嗜卧，一身及面目悉黄，小便难，有潮热，时时哕。耳前后肿，刺之小差，外不解。病过十日，脉续浮者，与小柴胡汤。脉但浮无余症者，与麻黄汤。若不尿，腹满加哕者，不治。

阳明病，脉弦，少阳也。脉浮大，太阳也，腹满胁下及心痛，少阳症也。鼻干不得汗，嗜卧，面目悉黄，有潮热，时时哕者，阳明症也。耳前后肿，刺之小瘥，外不解，病过十日，脉续浮，则用小柴胡汤，引阳明之邪，从少阳而出。脉但浮无余症者，则以麻黄汤，引阳明之邪，从少阳而出，如法治之。若原不尿，腹满反加哕者，不治。

阳明病，不能食，攻其热必哕。所以然者，胃中虚冷故也。以其人本虚，故攻热必哕。

阳明不能食，有寒热二条：胃热不能食，攻其热则愈；胃寒不能食，攻其热必哕呃。下文申明二条。

又云：脉浮而迟者，表热里寒，下利清谷者，四逆汤主之。

若胃中虚冷，不能食者，饮水则哕。

言阳明里寒不能食，不但寒凉而哕，即饮水亦哕。

伤寒哕而腹满，视其前后，知何部不利，和之则愈。

言阳明胃实，哕而腹满，当视前后何窍不利，以利之。

**羌活柴胡汤**

羌活　柴胡　防风　黄芩　广皮　半夏　甘草

寒热呕苦，耳聋胁痛而呃，当治少阳。见恶寒头痛，即为少阳、太阳，故以此方兼治太阳。

**小柴胡汤**

见寒热。

少阳、太阳呃逆，以前方发散。若无太阳表邪，竟以此方加竹茹、厚朴，即合清胆汤。

**承气汤**

见大便结。

**泻心汤**

见痞满。

中焦有痰火，寒凉抑遏，每多呃逆。此方以黄连、干姜同用，调其里气，佐以半夏，辛散痰涎。兼见呕吐者，加竹茹、藿香；气逆阻滞者，加枳壳、厚朴。

**凉膈散**

见发狂。

诸逆上冲，皆属于火。故阳症呃逆，热而无滞，则以此方清之。若见下症，加玄明粉。

**人参橘皮竹茹汤**

橘皮　竹茹　生姜　厚朴　半夏　甘草　人参　藿香

呃逆见表症，散表；呃逆有痰火，用栀连竹茹汤、栀连二陈汤；冷热不调，用半夏泻心汤。今因表邪已解，里无实热，惟是胃虚呃逆，故以此方补胃和中。

### 二陈竹茹汤

熟半夏　白茯苓　广皮　甘草　竹茹　枳壳　桔梗

胃热呃逆，用凉膈散；冷热不调，泻心汤；胃虚呃逆，人参橘皮汤。今以痰凝气窒，故以二陈汤加竹茹、枳、桔。栀连二陈汤，加干葛、竹茹。

呕吐呃逆，胃家痰火，故以栀连二陈汤，加竹茹清胆火，干葛宣扬胃热，不惟治呃逆，且治呕吐。

### 平胃散

见谵语。

胃家湿郁食滞，亦发呃逆。大抵右脉实大不数，即为食滞呃逆，不可妄用寒凉。胃实者，此方加枳实、莱菔子、青皮；呕吐，加半夏、藿香。

### 保和散

见胸满。

湿郁食滞，用前方平胃散，必合保和散则功俞①专。然必详审所伤何物，加对病之药，更效。

### 大顺饮

见腹痛。

痰火呃逆，用栀连二陈，然皆胃无停滞者方可。若有食滞，又被寒冷抑遏，当用缩砂、草蔻温燥，以开寒凝，厚朴、青皮辛散，以散滞气，然后再合平胃保和。

### 温中平胃散

---

① 俞：通"愈"。越，更加。《汉书·食货志》："民俞劝农。"

即平胃散加豆蔻、砂仁。

此方即大顺饮，加苍术去青皮。平胃散加砂仁、豆蔻，善治胃家凝结停滞，然内无燥热可用。

**理中汤**

见腹痛。

阳症呃逆，则用栀连二陈汤；阴症呃逆，则用理中汤；虚阳上浮，加黄连以向导。

**四逆汤**

见厥冷。

阴症呃逆，四肢厥冷，急用此汤。

**知柏四物汤**

阴火呃逆，以此方敛而降之，此即滋阴降火法也。

**丁香柿蒂汤**

丁香　柿蒂　人参　生姜

此治寒呃之方。今人以此治阳症呃逆，大谬。

## 腹　痛

伤寒腹痛，寒、热、血、积四条，大节目也。有太阳症，失散表，误用承气下早，阳邪内陷阳明，身反不热，脉沉而紧，自胸至腹皆痛，名大小结胸症，用大小陷胸汤。不比误下，阳邪内陷太阴腹痛，脉沉而细，用桂枝芍药大黄汤者。若太阳症失于散表，误用承气下早，不成上部结胸，阳邪内陷太阴，成腹满、腹痛之症，脉必沉细而数，用桂枝芍药大黄汤。不比阳邪内陷阳明，脉大汗出，而用大陷胸汤者。又有太阳症，误用承气下早，阳邪不结心下，不结太阴，内陷大肠与燥屎食积结聚，小腹作痛，汗出心烦，脉沉而数，此阳明大肠腹痛，用不得桂枝、大黄，而用承气再下者。又有不因误下，热邪自传入里，下结大便，唇焦口燥，满腹作痛，脉见沉数，潮热自汗，用三承气正下者。又有热邪传里，时或下利，腹痛频并，此有热无结，三阳协热下痢等症，宜黄连枳壳汤。若腹痛大便结，寒热未除，尚带三阳表邪者，即有下症，未可攻下，止以大柴胡汤双解表里。若小便不利，小腹硬痛，此为溺涩，八正散等利小便。若小便自利，腹脐硬痛，漱水不欲下咽，或如狂喜忘，此畜血腹痛也，桃仁承气汤下之。若初起本是阳症，或寒凉抑遏，寒凝太阴脾经腹痛，脉必沉迟，宜理中汤、建中汤。若本是阳症，或多食生冷，寒凝阳明肠胃腹痛，脉必沉大，宜大顺饮或平胃散，用生姜汤调服。更有初起不发热，脉沉迟，二便清利，腹微痛，口不渴，此三阴经阴症腹痛也，轻则理中汤，重则四逆汤。

伤寒大白

一九〇

伤寒，胸中有热，胃中有邪气，腹中痛，欲呕吐者，黄连汤主之。

胸中热，上焦热也。胃中邪气，中焦热邪也。腹中痛，下焦热也。三焦皆热而呕吐，故用黄连汤。

伤寒，病四逆，其人或咳，或悸，或小便不利，腹中痛，或泄利下重者，四逆散主之。

此条虽见四肢冷，然小便不利，腹中痛，泄利后重下重，乃是热痛，故用四逆散先治四逆。

伤寒，阳脉涩，阴脉弦，腹中急痛，法当先与小建中汤，不差，与小柴胡加芍药①。

阳脉涩，阴脉弦，腹中急痛，似三阴腹痛，故先与小建中。

---

① 小柴胡加芍药：《伤寒论》作“小柴胡汤”。

设不差，乃是少阳郁火未伸，故脉弦涩，用小柴胡清少阳，加芍药和弦涩之脉。

少阴病，二三日不已，至四五日，腹痛，四肢沉重疼痛，自下利者，此为水气。其人或咳，或呕，或下利，或小便利，真武汤主之。

此少阴经寒湿，传变太阴腹痛，用真武汤，补土中之火，以制水气下利。

厥阴伤寒四五日，腹中痛，若转气下趋小腹者，此欲下①利也。

阳邪传里，有燥屎，转失气，下趋肛门，阴寒在里，欲下利，转气下趋小腹。盖热气欲出，直从肛门而出；阴寒欲出，则下趋小腹而止。

### 大陷胸汤

见结胸、痞满。

### 桂枝芍药大黄汤

桂枝　白芍药　大黄　甘草

承气汤，下阳明腹痛者；桂枝大黄汤，治太阴腹痛也。大肠热结，不用桂枝、大黄；脾家秽腐，不用承气汤。

### 三乙承气汤

见大便结。

### 三黄枳壳汤

黄柏　黄连　黄芩　枳壳　木通

腹痛大便秘结者，用承气汤。协热下利而腹痛，当用三黄汤。腹痛皆气结，故用枳壳、木通，分利两便。

---

① 下：《伤寒论》作"自"。

**大柴胡汤**

见寒热。

**桃仁承气汤**

桃仁　大黄　枳壳

误下表邪，心胸痛连小腹，大陷胸汤。邪陷太阴腹痛，桂枝大黄汤。太肠秘结腹痛，承气汤。挟热下利腹痛，三黄枳壳汤。腹痛表症未解，大柴胡汤。今以畜血腹痛，用此方。

**理中汤**

人参　白术　干姜　甘草

阳症腹痛，当用清热；阴症腹痛，则用此方。

**四逆汤**

见身痛。

**建中汤**

白芍药　桂枝　甘草

中气虚而腹痛，用理中汤；真阳不足而腹痛，用四逆汤。肝脾血分虚寒，故以戊己汤加桂枝。

**大顺饮**

缩砂　草豆蔻　厚朴　青皮

阳症腹痛，当用清热；阴症腹痛，则用温经。今本是阳症，因过服寒凉以致腹痛，故用辛散疏利。

**黄连汤**

黄连　桂枝　干姜　半夏　人参　甘草　大枣

误用寒药，痰饮热邪，痞塞中焦，故用泻心汤，寒热各半散之。今加参、枣，化泻心汤为和中散邪之剂。

**四逆散**

柴胡　白芍药　枳壳　甘草

阴症腹痛厥冷，用四逆汤；阳症腹痛厥冷，用凉膈散。今以阴经阳症腹痛厥冷，不可骤用寒凉，故先疏通肝胆血脉，调和胃家中气，四肢温暖，然后清热。

**真武汤**

茯苓　白术　白芍药　附子

阳邪腹痛，肠胃居多，阴寒腹痛，乃脾寒，故用真武汤。

**通脉四逆汤**

附子　干姜　广皮　甘草　葱白头

阴症腹痛，下利厥冷，脉伏，真阳脱矣，故用通脉四逆。

# 卷之四

云间秦景明从孙之桢皇士甫纂著

新安陈懋宽敬敷梓

陈咸宝楚良　陈棠荫南会订

杨鼎爵让侯　参阅

弟清水心　侄源怀明　及门陆道淮上游

胡鎔金南　须用恒希黄　蒋思永子培仝较

## 下　利

下利，当分阴阳表里。在表有寒湿、风湿、湿热；在里有积热、伤食、脏寒、冷饮、外感、寒湿。下利恶寒、身痛、无汗、脉浮、泻下清水、色如屋漏、口不作渴，此寒湿伤于太阳也，北方麻黄桂枝汤，江南用羌独败毒散，先散毒邪，利未止，五苓散分利小便。若头额眼眶痛，六脉长大，此寒湿伤于阳明也，苍防干葛汤解表，后用猪苓汤利小便。若时寒时热，六脉弦大，此寒湿伤于少阳也，以柴苓汤主之。外感风湿下利，则骨节烦疼，恶风身痛，自汗脉浮，此风湿伤于太阳也，北方用桂枝防风汤，江南羌活防风汤；小便不利，苍防四苓散。若额痛目痛，手足拘痛，身热多汗，六脉长大，此风湿伤阳明也，苍防干葛汤；利未止，合猪苓汤。若寒热往来，呕而口苦，此风湿伤于少阳也，苍防柴胡汤主之。外感湿热，下利，发热恶寒，六脉浮大，此温热伤于太阳也，先用羌独败毒散发表，后用清湿热。若发热自汗，六脉长数，此湿热伤于阳明也，先用干葛石膏汤，后用川连枳壳汤。若寒热口苦，此湿热伤于少阳也，先用柴胡汤，后用黄芩芍药汤，河间芍药黄连汤。脐腹作痛，里急后重，大柴胡汤、香连丸。又有发热汗出，烦躁口干，头痛身痛，时寒时热下利，脉大，三阳挟热下利，俗名漏底伤寒，此湿热先伤肠胃，又因早晚风露外束，湿热不得外泄，下流大肠而下利，宜以羌防柴苓汤，先散表邪，后以猪苓汤，分利湿热。若寒热往来，口苦而呕，症兼少阳，宜柴胡汤。此症若不先散表邪，即用清里，则表邪内缩，不死不休。又有表邪已解，里热不散而下利，当用清里治法，如黄芩黄连汤、香连丸等。若痛而即利，利后稍减，少顷，复痛复利，宜川连枳壳汤。欲便不得便，腹痛有下症，承气汤下之。又有饮食不节，损伤肠胃，腹中常痛常利者，此伤食成利症也，宜保和平胃散，家秘消积散。又有本是积热，因发热口干，过食生冷，以致肠鸣下利，此因热伤冷症，宜大顺饮等。另有初起不发热，口不渴，小便清白，大便滑泄下利，六脉沉迟，此三阴脏寒下利也，轻者理中汤，重者四逆汤。夫三阴寒利，脉宜沉小；三阳外感下利，脉忌沉小。内伤下利，左关弦大者，主死。外感下利，左关弦大，反不作死论，以人迎脉大，正合外感身热症耳。

太阳病，外证未除，而数下之，遂协热而利，利下不止，心下痞硬，表里不和者，桂枝人参汤主之。

表症误下，若不见表邪，变下利，痞满结胸者，用泻心汤、陷胸汤。今下后表里不解，故仍用桂枝解表，加人参和中气。

伤寒服汤药，下利不止，心下痞硬，服泻心汤已，复以他药下之，利不止。医以理中与之，利益甚。理中者，理中焦，此利在下焦，赤石脂禹余粮汤主之。复利不止者，当利其小便。

此因误下、多下，以致下焦不固，又以理中误治中焦，故用固下焦药。设利不止，又当分利小便，以此条是水谷利耳。

伤寒发热，汗出不解，心下痞硬，呕吐而下利者，大柴胡汤主之。

发热，阳邪也。汗出不解，心下痞硬而下利，里症也。故以此方双解表里。

太阳与少阳合病，自下利者，与黄芩汤。若呕者，黄芩加半夏生姜。

太阳与少阳合病，自下利，宜治少阳，故用黄芩汤。若见呕，当加半夏、生姜。

阳明少阳合病，必下利，其脉不负者，顺也。负者，失也，互相克贼者，为负也。脉滑而数者，有宿食也，当下之，宜①承气汤。

木邪乘克，肠胃下利，若少阳脉大，则阳明受病重。设阳明脉滑数，方可下之。此关防下利，忌阳明脉弱，更不可误下。

太阴之为病，腹满而吐，食不下，自利益甚，时腹自痛。若下之，必胸下结硬。

太阴腹满，吐，食不下，自利而腹自痛，非阳明下症腹痛，若误下之，则胸下结硬。

自利不渴者，属太阴，以其脏有寒故也，当温之，宜服四逆辈。

上章以腹满吐食自利定真太阴，此章以自利不渴申明太阴寒症，《尚论书》皆注热邪，误也。

伤寒脉浮而缓，手足自温者，系在太阴：太阴当发身黄，

---

① 宜：此后《伤寒论》有"大"字。

若小便自利，不能发黄；至七八日，虽暴烦下利日十余行，必自止，以脾家实，秽腐当去故也。

脉浮，阳脉也；脉缓，太阴也。上章以自利不渴，定其太阴寒症下利；此章以脉浮，手足自温，定其太阴湿热下利。太阴湿热，当发身黄。若小便自利，不发黄。至七八日，大便结硬，此外传阳明，湿热变燥而为脾约等症。若不外传而发暴烦下利，虽每日十余行，湿热去尽，必自止而愈，以脾热秽腐当去者也。同一太阴热邪，以湿热系住太阴下利，则入太阴篇。以外传阳明湿热变燥，大便干结，则入阳明篇。此千古未白。

少阴病，二三日至四五日，腹痛，小便不利，下利不止，便脓血者，桃花汤主之。

此言少阴火虚滑脱便脓血，宜用桃花汤。旧注阳邪传入，误也。

少阴病，便脓血者，可刺。

此言少阴热病便脓血，不可用桃花汤，但可刺，泄血中之热。

少阴病，下利六七日，咳而呕渴，心烦不得眠者，猪苓汤主之。

少阴病，自利清水，色纯清，心下必痛，口干燥者，急下之，宜大承气汤。

上二条，皆少阴热症。详注渴门。

伤寒先厥后发热，下利必自止，而反汗出，咽中痛者，其喉为痹。

先厥后发热，则真阳回而利止。若反汗出，咽中痛，则回阳太过，上冲其喉必痹。

发热无汗，而利必自止。若不止，必便脓血，便脓血者，其喉不痹。

阳经发热无汗，利必不止；阴经发热无汗，利必自止。若不止而无汗，则回阳太过，下移大肠，而必便脓血，热邪下泄，故喉不痹。

下利腹胀满，身体疼痛者，先温其里，乃攻其表，温里宜四逆汤，攻表宜桂枝汤。

此言里寒之人，外冒表邪之症。下里、利腹胀满，是里寒；身体疼痛者，是表邪。下利腹胀之身痛，必以四逆汤先救里，后以桂枝汤再发表。

下利清谷，不可攻表，汗出必胀满。

此重申下利清谷，必先救里。若先发其汗出，必胀满不治。

下利，有微热而渴，脉弱者，令自愈。下利，脉数而渴者，令自愈。设不瘥，必清脓血，以有热故也。下利脉数，有微热，汗出令自愈。设复紧，为未解。

前条言下利清谷，外冒表寒之利。此条言微热而渴，又见脉弱，则邪衰正复，故令自愈。第二段言脉数而渴，较之上段则里有热，故设不瘥，必下脓血。第三段言脉数微热，是表热内陷，故自汗出令自愈。设复紧，则表邪伏而未散。

下利，寸脉反浮数，尺中自涩者，必圊脓血。

寸脉主气，尺脉主血。今寸脉浮数，气中有热。尺中自涩，血分受伤。热胜于血，故必圊脓血。

下利，脉沉弦者，下重也；脉大者，为未止；脉微弱数者，为欲自止；虽发热，不死。

下利脉沉弦，则邪滞于里，故下重。若脉太过而大，为未愈，必得微弱而数，乃为自止。即或脉数发热，乃沉弦转阳，亦不主死。

热利下重者，白头翁汤主之。

此言热利，以明上条皆寒利，下条皆热利也。热利下重，火热下迫，故用清火。

下利欲饮水者，以有热故也。白头翁汤主之。

此申明宜用白头翁汤方法。言阴症下利，口不渴，今欲饮水者，以上焦有热故也，亦以前方清热。

下利谵语，以有燥屎也，宜小承气汤。

上条以渴欲饮水，定热在上焦；此以下利谵语，定肠胃有燥屎。

下利后更烦，按之心下濡者，为虚烦也，宜栀子豉汤。

上条以谵语，故定肠胃实热；此条以利后，心下濡而不坚，故定虚烦也。

**羌活败毒散**

见发热。

**五苓散**

见小便不利。

**干葛汤**

见似疟。

**猪苓木通汤**

猪苓　白茯苓　泽泻　木通

太阳热结下焦，用五苓散。若阳明热结，家秘用此方。

**柴苓汤**

柴胡　黄芩　广皮　半夏　甘草　茯苓　猪苓

少阳湿热，每多协热下利，故用此方。家秘加干葛，兼治阳明大肠；加木通佐其分利。

**桂枝防风汤**

桂枝　防风　桔梗　厚朴　苍术　甘草

此治风寒湿热三气下利，故用桂枝、防风去太阳风寒，用苍术去阳明风湿。若风热、湿热，当以羌活易桂枝。

### 苍术四苓散

即四苓散加苍术防风。

此方表有风湿，里有湿热，故以苍防散在表之风湿，以四苓利在里之湿热。家秘加木通汤调服，功力更大。

### 苍防干葛汤

苍术　防风　干葛　白芷　厚朴　甘草

风湿内传，每多下利。河间云：风邪内缩，以此方治之。

### 猪苓汤

猪苓　泽泻　茯苓　滑石　阿胶

湿热下利，先散表邪，随利小便。热结太阳，用五苓散；热结阳明，用此方。

### 苍防柴胡汤

苍术　柴胡　黄芩　半夏　广皮　甘草　防风

此方治风湿伤于少阳下利者。若见太阳表症，加羌活；见阳明表症，加干葛。

### 羌防柴苓汤

羌活　防风　柴胡　茯苓　黄芩　半夏　广皮　甘草

外感下利，皆从毛窍而入，必当仍从毛窍而出，故用此方。

### 黄芩芍药汤

黄芩　白芍药　川黄连　甘草

燥火利，以大黄、归、芍同用，则清血分之火；与枳壳同用，则清气分之火。今湿火伤血，故以黄连、芍药同用，加枣肉，又名芍药黄连汤，兼治内伤血利。

## 香连丸

木香　川连　等分枣肉为丸

湿火伤血，用当归、黄连清血中之火。今湿火伤气，故以木香、黄连同用。家秘加枣肉为丸，则不损中州。

## 三乙承气汤

见大便秘结①。

## 保和丸

见发狂。

## 平胃散

见谵语。

## 理中汤

见呕吐。

## 四逆汤

见身痛。

## 大顺饮

见腹痛。

## 温中汤

草豆蔻　干姜　厚朴　甘草

此方与大顺饮，同治伤冷饮者。若液干有热，反为害。

## 大柴胡汤

见潮热。

## 白通汤

葱白头　干姜　熟附子

此即四逆汤，去甘草加葱白，以通阳气，少阴下利，脉微

---

① 结：原脱，据本书卷四《大便秘结》补。

厥冷，方可用。

### 白通加猪胆汁汤

即白通汤加人尿[①]、猪胆汁温服。

### 真武汤

白茯苓　生姜　熟附子　白术　白芍药

土虚不能制水，以此方补土中之火。

### 四逆散

见厥冷。

### 白头翁汤

白头翁　黄柏　秦皮　黄连

热利下重，乃是火势下迫，故以此方主治。

### 栀子豉汤

山栀　淡豆豉　加薤白头

下利心烦，故以此方先治上焦。

## 小便不利

太阳热结，小便不利，仲景用五苓散，家秘用羌独木通汤。阳明热结，小便不利，仲景用猪苓汤、木通汤、六一散。另有风湿相搏，身肿身痛，小便不利，用通苓散、羌活胜湿汤。有肠胃热结，大便闭涩，小便不利，用八正散。有心热遗于小肠，而不利者，导赤各半汤。有上焦肺热而不利者，清肺饮。有水饮停结而不利者，用平胃四苓散合二陈汤。有误汗太过，津液外亡而不利者，用生脉益气汤。有误下太过，中气损伤，津液内耗而不利者，用生脉建中汤。若论运气便闭，《内经》有阳明

---

① 尿：原作"屎"，据《伤寒论》改。

司天之政，天气急，地气明，民病癃闭，此言燥热加临也，宜用白虎汤、清燥汤。又云少阴司天之政，地气肃，天气明，其病淋，此言君火行令也，宜用泻心汤、导赤各半汤。又云太阴在泉，湿淫所胜，病小腹肿，不得小便，此言土败浸淫也，宜用平胃五苓散。又云水不及，曰涸流，其病癃闭，此言火炎燥土，金不生水也，宜用清肺饮、凉膈散。又云厥阴司天，风淫所胜，民病溏泄，土受木克，不能分利小便，水谷偏渗大肠，先用羌防胜湿汤散风祛湿，随用五苓散、猪苓汤分利阴阳。另有食滞中焦，小便赤涩黄浊，此即中气不清，溲便变色，宜用辛温化滞保和散，加砂仁、豆蔻，合苍术平胃散。若妄用寒凉，则食滞凝结。另有三阴里寒，而小便不通，此是阴症寒闭也。真阳不足者，金匮肾气丸。中气虚寒，气化不及州都者，补中气汤。外有水肿而小便不利，呃逆而小便不利，女科胎前而不利，跌扑伤损而不利，另具本门杂症中。

太阳病，发汗后，大汗出，胃中干，烦躁不得眠，欲饮水者，少少与饮之，令胃气和，则愈。若脉浮，小便不利，微热消渴者，与五苓散主之。

发汗后，又大汗出，则表邪已解，胃中干欲饮水，故以水治其干渴，可以令愈。若脉尚见浮，则表邪未散，又小便不利，微热消渴，此太阳热结膀胱。

太阳病，身黄，脉沉结，小腹硬，小便不利者，为无血也。

此辨小腹硬是水是血。同一身黄，脉沉结，小腹硬，而以小便利为畜血，以小便不利为溺结。

大下之后，复发汗，小便不利者，亡津液故也，勿治之，得小便，必自愈。

此言汗下太过，津液外亡下竭，勿用劫利膀胱，则病必自愈。

伤寒五六日，已发汗，而复下之，胸胁满微结，小便不利，渴而不呕，但头汗出，往来寒热，心烦者，此为未解也，柴胡桂枝干姜主之。

小便不利，里热者多，然尚见少阳太阳表证，故立散表法门。

阳明病，发热汗出者，此为越热，不能发黄也。但头汗出，身无汗，剂颈而还，小便不利，渴引水浆者，此为瘀热在里，身必发黄，茵陈汤主之。伤寒七八日，身黄如橘子色，小便不利，腹微满者，茵陈汤。

此条详注发黄。言表汗未透，热淤于内，故发黄。而小便不利，腹微满，用茵陈汤去湿热，则黄退便利，腹满亦减。

病人小便不利，大便乍难乍易，时有微热，喘冒不能卧者，有燥粪也，宜大承气汤。

此症有结粪微热，加以小便不利，故下大便，则小便利。详注不得卧。

**五苓散**

泽泻　猪苓　茯苓　白术　桂枝

阳明小便不利，用猪苓汤。太阳之邪热，内结膀胱，而小便不利，用此方。但白术凝滞，桂枝辛热，必得里无郁热者，可用。

**羌活木通汤**

见发热。

桂枝五苓散，外解太阳表邪，内利膀胱小便，但南方热令不用，家秘化立。羌活解太阳之表，木通利膀胱之里。

### 猪苓汤

猪苓　白茯苓　泽泻　滑石　阿胶　木通

阳明热结，小便不利，不用五苓而用此方，家秘以黄芩易阿胶最效。

### 六一木通汤

即木通汤调下六一散。

前条以羌活木通汤，双解太阳；此条又以滑石、木通，分利阳明。

### 通苓汤

木通　猪苓　茯苓　车前子　淡竹叶　甘草　麦门冬

此方通利小便，家秘加川连，清心胃之热；加桔梗、黄芩、石膏清肺胃之热；加生地、黄柏、知母，清肾火以滋真阴；气化不及，加人参以助肺气。

### 羌活胜湿汤

羌活　防风　苍术　黄柏　泽泻　茯苓　广皮　甘草

此方散表胜湿，兼用泽泻、黄柏清利下焦，极得表里分消之妙。

### 八正散

车前子　蘧麦　扁畜　滑石　山栀　甘草梢　木通　大黄

前后热结，二便不利者，用此方。家秘加通草、枳壳，其力更专。

### 导赤各半汤

见发热。

导赤散，治血热小便不利者。今合泻心汤则气血兼清，且木通、川连同用，引心火下通小便；生地、川连同用，凉心血而心火自清。人但知川连凉心火，而不知心主血，同生地其功乃全。

**清肺饮**

桔梗　黄芩　山栀　连翘　花粉　玄参　薄荷　甘草

利小便莫如清肺，此方不用利小便药，然深得利小便法。

**平胃四苓汤**

即平胃散合四苓散。

利小便忌燥药，今因中焦水饮痞塞混浊，故用辛散，亦利水一法也。

**生脉补中汤**

即生脉散合补中益气汤。

膀胱者，州都之官，津液藏焉，气化则能出矣。此方以生脉润津液，补中助气化。家秘加车前子，其效更速。

**生脉建中汤**

人参　麦门冬　五味子　白芍药　桂枝　甘草

上方以生脉散与补中汤同用，此方又与建中汤同用，一以益气，一以滋血，开二大法门。

**白虎汤**

见口渴。

阳明燥热，则肺受火制。此方清上焦燥火，则小便自利。

**清燥汤**

桑叶　石膏　甘草　人参　阿胶　杏仁　麻仁　麦冬　枇杷叶

此方详注喘逆门。石膏与杏仁同用，清肺火，佐以阿胶、麦门冬润肺燥；火旺伤气，益以人参、甘草；肺燥大肠亦燥，佐以麻仁，则下焦火泄，小便自利。

**金匮肾气丸**

生地　牡丹皮　泽泻　白茯苓　山茱萸　山药　车前子
附子　肉桂

手少阴心主火旺而小便不利，用导赤各半汤；足少阴肾经火旺而小便不利，用知柏六味丸；足少阴肾经火衰，而小便不利，用此方以补水中之火。一方治热极小便不利；一方治水虚小便不利；一方治火虚小便不利。外感小便不利，不应列入火衰方法，此因外感互发内伤也。

**大陷胸汤**

见结胸。

陷胸汤丸，原非利小便方法。今因结胸症，见小便不利，治结胸，即是利小便。

**茵陈蒿汤**

见发黄。

先小便不利而身黄，利小便则黄退。身黄而小便不利，清湿热，则身黄退，而小便自利。

**柴胡桂枝干姜汤**

见寒热。

因表邪而小便不利，先散表邪。今以少阳症兼见太阳，故用此方。

**真武汤**

见腹痛。

# 大便秘结

大便秘结，杂症门有实秘、虚秘、风秘、冷秘、热秘、气秘、血枯之分；外感门，症分表未解、半表半里、表已解、表邪传里；治分应下、急下、微下、大下、可下、未可下、不可下、俟之、蜜导等法。如表汗未出，表症尚在，病在胸前，脉浮身热，脉细不数，脉伏不出，面赤烦躁，胸前食滞，久病多汗，血竭津竭者，不可下。身无大热，手足多汗，便硬腹胀，身无表邪，欲便而不得便，时转臭气下，口燥咽干，渴而消水，大便久结，常胀满，舌胎黄焦，腹中作痛，应急下，皆用大承气汤。然仲景下法，既详此条之中，复详于自汗门内，良以下法最怕表邪未散，表汗未彻，必自汗多汗表邪方解，互注参玩，庶不差误。若大便不通，脐腹胀痛，表症在而里症尤急，不得不下者，止用大柴胡汤，双解表里。如热轻结少，津液干涸，便闭不通，腹胀未满，不转臭气者，宜微下，止用小承气汤。若大便不通，腹不胀满，未欲大便，即大便闭结，俟之有热无结，不转失气者，宜俟之。津液不足，大便干结，血枯热微者，宜生津养血，外用蜜导。上部胸胃无热，不耐承气苦寒，下部大肠热结，下用胆汁外导。是以大便闭结，惟以表邪之解与未解，里热之结与不结，汗之多与不多，身表之热与不热，下症之急与不急，屎之硬与不硬，津液之干与不干，脐腹之痛与不痛，脉之数与不数，以别可下、不可下、微下、急下、俟之、导之之法也。

伤寒，脉阳微而汗少，为自和也；汗出多者，为太过。阳脉实，因发其汗，出多者，亦为太过。太过，阳绝于里，亡津液，大便因硬。

此条言汗出太多，则阳液竭绝于里，名亡津液，大便因硬，非言阳火虚寒也。

太阳病，若发汗，若下，若利小便，此亡津液，胃中干燥，因转属阳明。不更衣，内实，大便难者，此名阳明也。

此申明上章汗下亡津液，胃中干燥，内实，大便难，此名阳明里症也。

太阳病，若吐若下若发汗，微烦，小便数，大便因硬者，与小承气汤和之愈。

此申明上章吐下后，虽有阳明可下之症，但津液耗尽，止与小承气汤和之。

病人不恶寒而渴，此转属阳明也。小便数者，大便必硬，不更衣十日，无所苦也。渴欲饮水，少少与之，以法救之。

此申明不大便，无所胀苦，非下症也。详注口渴。

阳明病，本自汗出，医更重发汗，病已差，尚微烦不了了者，此大便必硬故也。以亡津液，胃中干燥，故令大便硬。当问其小便日几行，若本小便日三四行，今日再行，故知大便不久出。今为小便数少，津液当还入胃，故不久必大便也。

此重申多汗亡津液，大便硬不可下，宜俟之。仲景常以小便利不利，以定屎之硬不硬。今又以小便减少，以定水液还入大肠，而必大便之自行。

阳明病，自汗出，若发汗，小便自利者，此为津液内竭，虽硬，当须自欲大便，宜蜜煎导而通之。若土瓜根及猪胆汁，皆可为导也。

此承上文重亡津液，即大便硬，有下症者，止宜用外导。

阳明病，脉迟，虽汗出不恶寒者，其身必重，短气腹满而喘，有潮热者，此外欲解，可攻里矣。手足濈然而汗出者，此大便已硬也，大承气汤；汗多，微发热恶寒者，外未解也，其热不潮，未可与承气汤；腹大满不通者，可与小承气汤。微和胃气，勿令大泄下。

阳明脉洪大，今反迟，非浮紧之表脉。大凡汗出不恶寒者，无身重，今虽身重，短气而喘，因有潮热，则可攻里矣。然必手足濈濈汗出，则大便已硬，宜用大承气。若汗多而见发热恶寒，其热不潮，未可下也。若腹大满不通，只可小承气汤，微和胃气。

病人不大便五六日，绕脐痛，烦躁，发作有时者，此有燥屎，故使大便也。

大下后，六七日不大便，烦而不解，腹满者，此有燥屎也。所以然者，本有宿食故也，宜大承气汤。

以上诸条，关防未可下外导等法。此二条又恐应下失下，故曰腹满痛，烦躁发作有时，不大便，即是有燥屎，急宜下者。

阳明病，潮热，大便微硬者，可与大承气汤，不硬者，不可与之。若不大便六七日，恐有燥屎，欲知之法，少与小承气汤，入腹中，转失气者，此有燥屎，乃可攻。若不转失气，此但初硬而后必溏，不可攻之，攻之必胀满不能食也。欲饮水者，与水则哕，其后发热，必大便硬而少也，以小承气汤和之。不转失气者，慎不可攻也。

上二条申明大下的诀，以下又关防若未见燥粪，尚宜探讨。例如阳明病，见潮热里证，又见大便微硬，可与大承气汤。若不硬者，切勿与之。若不大便六七日，恐有燥屎，当以小承气汤。若汤入腹，有臭气下失，此有燥屎可攻。若不失臭气，但初头硬，后必溏，攻之必胀满不能食。欲饮水者，与水则胃寒而哕。其后虽发热烦躁，即大便硬，然结粪必少，止可以小承气汤和之。若不转失气，慎不可攻。

得病二三日，脉弱，无太阳、柴胡症，烦躁，心下硬。至四五日，能食，以小承气汤，少少微和之，令小安，至六日，与承气汤。若不大便六七日，小便少者，虽不能食，但初头硬，后必溏，未定成硬，攻之必溏；须小便利，屎定硬，乃可攻之，宜大承气汤。

上半节，以脉弱无太阳少阳表症，而有烦躁心下硬应下之症，故即能食，亦宜以小承气汤微和之。下半节，以小便少别粪未必硬，即不能食，未可攻，须待小便多屎定硬方可攻。

阳明病，谵语发潮热，脉滑而疾者，小承气汤主之。因与小承气汤一升，腹中转失气者，更复一升，若不转失气，勿更与之。明日不大便，脉反微涩者，里虚也，为难治，不可更与承气汤也。

此条言服承气汤，不转臭气，又不大便，不可再服。

详注潮热，宜互看。

阳明病，其人多汗，以津液外出，胃中燥，大便必硬，硬则谵语，小承气汤主之；若一服谵语止，更莫复服。

多汗则津液大泄，胃中必干，大便必硬，上热不得下泄，故谵语。然用小承气汤，清胃热，止谵语，不求必下结粪，故谵语止，勿再服。

伤寒四五日，脉沉而喘满，沉为在里，而反发其汗，津液越出，大便为难，表虚里实，久则谵语。

此重申误汗亡津液，大便必难，久则谵语。如脉沉喘满，乃里热之喘，误认表邪，反发其汗，大便必难，里热不得下泄，久则谵语。

伤寒若吐若下后不解，不大便五六日，上至十余日，日晡发潮热，不恶寒，独语①如见鬼状。若剧者，发则不识人，循衣摸床，惕则不安，微喘直视，脉弦者生，涩者死。微者，但

---

① 语：原脱，据《伤寒论》补。

**发热谵语**①**者，大承气汤主之。若一服利，止后服。**

首段总言吐下不解，不大便，日晡发潮热，不恶寒，如见鬼状之病。第二段分剧者不识人，循衣摸床，惕而不安，微喘直视，脉弦者生，若脉涩者则死。后段言症之微者，但发热谵语，可以大承气汤。大便一利，不可再服。

**阳明病，谵语有潮热，反不能食者，胃中必有燥屎五六枚也；若能食者，但硬耳，宜大承气汤。**

此章千古误注。曰阳明病，则无太阳少阳表症，谵语潮热，乃里热无疑，阳明胃热，本能食，今反不能食，乃是肠胃有燥屎，内无容物之地，当用大承气汤。若能食者，胃虽热，尚有容物之地，但硬大便未必有燥屎，不可用大承气汤。前贤见大承气汤，在末句，皆注曰同用此方，岂理也哉？

**伤寒六七日，目中不了了，睛不和，无表里症，大便难，身微热者，此为实也，宜大承气汤。**

目睛不和，表症也。今六七日传里日期，无表里症，大便难，身微热，非阳明表邪，乃是阳明里症实热，故急下之。按仲景用急下有六条，阳明经三条，皆救津液。一曰汗多，津越于外；一曰潮热，便结津竭于内；一曰目睛不和，津竭于上。少阴经三条，皆救肾水。一曰真水自竭；一曰木燥水枯；一曰土燥水干。夫人以津液养生，停聚则病，泥结则危，干竭则死。邪在太阳，则结聚肌肉，而毛窍不通，故用发表，以散结聚。邪在少阳，则结聚半表半里，而胸胁满呕，故用和解，以开结聚。邪在阳明之里，则结聚肠胃，而大便不通，故用下法，以通结聚。

---

① 谵语：原作"语谵"，据《伤寒论》乙正。

阳明病，胁下硬满，不大便而呕，舌上白胎者，可与小柴胡汤，上焦得通，津液得下，胃气因和，濈然汗出而解矣。

阳明病，胁下硬满，不大便而呕，舌上白胎，少阳半表半里，和解发汗之症，故宜小柴胡汤。此申明和解，可以通津液发汗也。

太阳阳明者，脾约也；正阳阳明者，胃实也；少阳阳明者，发汗利小便已，胃中躁烦实，大便难是也。

言太阳阳明者，太阳表邪，后归阳明之里，阳明里热，又内传太阴，约束大便坚结，故曰脾约也。正阳阳明者，阳明热邪，不传太阴而传大肠燥热也。少阳阳明者，发汗利小便，后传阳明肠胃，烦燥而大便难也。此章分别三阳传里，大便结硬也。

伤寒脉浮而缓，手足自温者，是为系在太阴。太阴者，身当发黄，若小便自利者，不能发黄。至七八日大便硬者，为阳明病也。

此申明上条阳明之热，内传太阴而为燥热脾约者，当用脾约丸。若太阴复传阳明，大便硬，脉大沉数者，仍用承气汤，不比太阴篇，湿热系在太阴而下秽腐之条。

少阴病，六七日，腹胀不大便者，急下之，宜大承气汤。

上条言太阴热邪，外传阳明。此条言少阴热邪，外传阳明，有便硬腹胀急下之症，宜用大承气汤。

下利谵语者，有燥屎也，宜小承气汤。

上章言腹胀满不大便，宜急下；此章言下利谵语，无腹胀不大便，即有燥屎，亦止宜小承气汤。

二阳并病，太阳病罢，但发潮热，手足漐漐汗出，大便难，而谵语者，下之则愈，宜大承气汤。

太阳症罢，则表症全无。但发潮热，手足多汗，大便难，谵语者，此阳明应下之症。

**小承气汤**

枳壳　厚朴　大黄

此方下剂之轻者。表有邪，加柴胡、葛根；中气虚，加人参、广皮、甘草；小便不利加木通。

**大承气汤**

枳壳　厚朴　大黄　芒硝

痞满腹胀，应急下症，则用此方。

**大柴胡汤**

见寒热。

下症虽见，尚带少阳表症者，则以此方双解表里。

**麻仁丸**

麻仁　白芍药　枳实　大黄　杏仁　厚朴

热结阳明气分者，则用承气汤。热结太阴血分者，则用此方。

## 合　病

太阳症兼见阳明，名曰太阳阳明合病；太阳症兼见少阳，名曰太阳少阳合病；阳明症兼见少阳，名曰阳明少阳合病。以上两阳经合病也。若三阳皆见症者，名三阳经合病。夫曰合病，初起一齐发病之谓。若一经先病，先病之经未解，又见一经起者，名并病。若先起之经病解，又见一经病起者，名传经病，皆非合病也。若太阳与阳明合病，先治太阳，兼治阳明；太阳少阳合病，先治太阳，兼治少阳。凡治外感，先重太阳表症，故见太阳症，多用羌活汤为君。兼阳明症，加葛根；兼少阳症，加柴胡。三阳皆见，三经之药俱用，而太阳之药倍之。三阳合病，多发春夏秋三时。三阳合病，多下利。按《伤寒论》合病，言太阳有二条，不言合病，然用方一几几有汗，用桂枝葛根汤以解肌，一以几几项背强，无汗，用葛根汤以发汗，则暗合阳明合病矣。又明言太阳与阳明合病三条，一以不下利但呕者，葛根加半夏汤；一以不呕下利者，但用葛根汤；一以喘而胸满者，麻黄汤。其太阳与少阳合病者二条，一以自下利者，黄芩汤；一以下利兼呕者，黄芩汤加半夏、生姜。阳明少阳合病者一条，以下利脉滑而数者，有宿食，用大承气汤。三阳合病二条，一曰脉浮大，上关上，但欲眠睡，目合则汗，不立方治；一曰腹满身重，难以转侧，口不仁，面垢，谵语，遗尿，发汗则谵语，下之额上生汗，手足逆冷，若自汗者，白虎汤主之。前言三阳合病，一见太阳病，重用太阳表症之药，再视何经有合病，再加某经药治之。此言太阳表邪为重，故以太阳经络而分轻重也。又云合病、并病，要看症之轻重多少，舍少从多，舍轻从重主治，未可尽执经络上分轻重。又见仲景于太阳阳明合病，见呕加半夏，不加太阳药。太阳阳明合病，见喘满用麻黄汤，不用阳明药。下文太阳阳明合病，见下利用黄芩汤清少阳，不用太阳药。下利见呕，加半夏、生姜，不加少阳药。此又在症上分轻重缓急而言。此告戒经络病症，互相参治，方无遗漏。

## 并　病

并病者，一经先病未愈，又起一经病者。如先见太阳病未解，又见阳明病，此太阳与阳明并病。如先见太阳病未解，又见少阳病，此太阳与少阳并病。《伤寒论》言二阳并病两条：一曰面赤色，不足言，阳气怫郁在表，烦躁不知痛处，但坐以汗出不彻，更发汗则愈。此言宜汗也，虽不立方，然北方冬月麻黄汤，南方羌活汤跃跃矣。二曰太阳症罢，潮热汗出，大便难而谵语者，宜大承气汤。此言宜下也。其论太阳少阳并病三条：第一言头项强痛，眩冒如结胸，心下痞硬，当刺大椎，慎不发汗。脉弦谵语，当刺期门，此言不可汗也。第二言心下硬，颈项强而眩者，当刺大椎、肺俞、肝俞、此言慎勿下也。第三言反下之，成结胸，下利不止，水浆不入，其人心烦，此言误下变症也。

## 坏　症

汗、吐、下、温针诸法皆用过而病不解，名坏症。又有汗、吐、下诸法，颠倒误用而病不解，亦名坏症。言坏症，非言必坏之症，言无经络表里，无汗吐下诸法可治者，故曰坏症。按《伤寒论》坏症两条，上条言太阳病，汗、吐、下、温针用过，桂枝汤又不中用；下条言太阳病，已吐、下发汗，温针反见谵语，此为坏症。自此详之，则太阳病用不得发表解肌，少阳病用不得柴胡和解，阳明症用不得葛根汤，即是坏病。总之，此经之病，用不得此经之方法正治者，亦名坏症。故曰看其脉症，知犯何逆，随症治之，而不立方法。

## 昏　冒

昏冒，即昏愦不醒也。内伤而至昏冒，则死。伤寒热病至昏冒，亦重矣。方书皆言虚，误也。仲景云：太阳与少阳并病，头项强痛，或眩冒，当刺大椎、肺俞、肝俞。又曰：阳明病，小便不利，大便乍难乍易，时有热，喘冒不能卧，宜大承气汤。

此言冒未至昏者，以下乃言昏冒矣。海藏云：伤寒传至五六日，渐变神昏不语，或睡中自语，目赤神焦，稀粥与之则咽，不与则不思，此言热邪内传手少阴心经，心火上薰于肺，则神识昏迷，若脉浮数，热在小肠，用导赤散；脉细数，热在心经，宜泻心汤；若浮沉皆数，两经皆热，导赤各半汤。《伤寒直格》云：邪热传内昏冒，脉应疾数。若热极内甚，脉反沉细欲绝，未明造化，误认阴症。或有始得病时，阳热暴甚，初起便见昏冒者。或两感热盛，亦有昏沉者。或失下热极，以至身冷脉微，昏冒将死。若急下之，则残阴暴绝而死，不下亦死，并宜凉膈散、黄连解毒汤，待积热散则心胸暖，脉渐出。若有下症者，大承气汤。可见昏迷症，未可以虚概之。余今酌定解表清里，化痰消导等法。若癍痧疫毒，用升发；寒凉抑遏，用温散；热结大肠，用下法；汗下太过，脉空泻脱，用补元。

## 热入血室

热入血室，《伤寒论》分四条。首条阳明病下血谵语，总论男女均有此病，故曰下血，不曰经水，但头汗出，刺期门。少阳三条，则专言妇人矣。第一言经水适来，七八日热除身凉，胸胁下满，如结胸状，言浑似太阳误下，身不发热，表邪乘虚入里，结胸症。但彼以误下，邪热传入阳明肠胃，故成结胸。此以热邪自传厥阴血室，故刺期门。第二条言经水适断，发作有时而寒热，浑似少阳似疟症，但彼以邪入少阳心胸之间，而成似疟。此以邪热入厥阴血室之所，而成热入血室。二者病不同，而同用小柴胡汤，以其寒热发作，如疟状相同，肝胆同治，故以小柴胡汤同和解。第三言虽有伤寒发热之表症，谵语见鬼之里症，然不用汗吐下等法，以犯胃气，惟用刺期门，以泄里热，服小柴胡汤和解表里。大凡发热有气血之分，日间发热为气热，夜间发热为血热。故昼安静，夜发热，名热入血室。然血热之症，又有虚实不同。血虚发热，营血不足，如阴虚内热之症，故脉必细数，治以补血凉血，如海藏四物汤，倍加柴胡，黄芩，以定寒热。血实发热，邪热入血，即热入血室等症，故脉必数大，治宜凉血，不必补血，归芍柴胡汤、导赤各半汤，倍加柴胡、芍药、生地、黄芩、丹皮，引入血分。然其症状，各有分别，血虚者，其人阴血素虚，渐渐夜间发热，日间仍能举动，其热也缓，其脉细数无神；血实者，素无不足，偶因外有感冒，内有积热，表邪未散，里热未清，或因早食厚味，或因早服补药，每夜发热，其热也甚，其脉数大有力。

阳明病，下血谵语者，此为热入血室，但头汗出者，刺期门，随其热而泻之，濈然汗出则愈。

此条详注头汗下血门，宜互看。阳明表邪，传少阳内舍厥阴，不得外泄，上薰头汗出，刺期门肝穴，经络宣通，然汗出而愈。

妇人中风，发热恶寒，经水适来，得之七八日，热除，脉迟身凉，胸胁下满，如结胸状，谵语者，此为热入血室也。当刺期门，随其实而泻之。

中风发热恶寒七八日，热除脉迟身凉，当自愈矣。今反见胸胁下满，如结胸状，谵语者，此因经水适来，血海正开，热邪乘虚入于厥阴藏血之室，肝主魂，热邪内乱神明，是以胁满谵语，故刺期门厥阴所注之腧，泻其实热外泄。

妇人中风，七八日续得寒热，发作有时，经水适断者，此为热入血室，其血必结，故使如疟状，发作有时，小柴胡汤主之。

上条言身凉脉迟，不用发表，但刺期门；此条言七八日，续得寒热，发作有时，经水适断，血室未闭，热入血结，故如疟状，宜用小柴胡汤。

**妇人伤寒，发热，经水适来，昼日明了，暮则谵语，如见鬼状者，此为热入血室，无犯胃气及上二焦，必自愈。**

上条一言结胸状，一言如疟状，此条又言如见鬼状，此互发热入血室，病形不一。两条言刺期门，一条言小柴胡汤主之，此条言无犯胃气及上二焦，此总结上文热入血室，惟刺期门、小柴胡汤二法。

### 小柴胡汤

见寒热头眩。

此方清血室之热，家秘加当归、芍药，则引入血分。立斋以此汤加生地、丹皮，亦是此意。

### 柴芩四物汤

柴胡　黄芩　生地　当归　白芍药　牡丹皮

此即海藏四物汤，家秘加入柴胡、黄芩治血虚发热，今用治热入血室最效。

### 归芍柴胡汤

归身　白芍　柴胡　生地　丹皮　地骨皮　秦艽　黄芩　广皮　甘草

此方凉血养血，家秘治血虚，夜发热，热入血室，阴虚骨蒸等症最效。

### 导赤各半汤

血藏于肝而生于心，故心火旺则血亦热。此方清心火，生心血，家秘加柴胡、归、芍，兼肝热而治之矣。

# 不 语

　　不语之症，内伤外感皆有。外感不语，即嚃口伤寒也，世有其症，无其书，故补注之。内伤不语，有舌强不语者，神志仍清，口亦能开，但舌本强硬，不能言语也。有口嚃不语者，舌本无病，但牙关紧咬，口不能开而不能言语也。有神昏不语者，呼之不应，问之不答，如醉如睡，而不得言语也。外感不语之症有五条，初起恶寒发热，失于发散表汗，不得发越，遂发烦热喘渴，误认里热，误投凉剂。有口嚃不语之症，此寒凉抑遏表邪之一条也。又有发热日久，热邪不解，应清火而不清，有下症而失下，诸窍热壅，语言不出，此里热昏沉之一条也。倘因恼怒停食，又兼外冒风邪，发热谵语，渴不消水，人见其谵语，误认里热，苦寒冷饮凝结中焦，今有谵语之后，即变不语，此寒凉抑遏食气之一条也。又有内积痰饮，外冒风寒，又误食生冷，与夹食伤寒不相上下，此寒凉抑遏痰迷不语之一条也。以上诸条，即大便秘结有下症者，止用芒硝、玄明粉、硝以消坚，不用大黄重浊泥滞。又有时行异气，沿门传染，温毒湿毒，暴热暴寒，袭人毛窍，或发疫症癍疹，毒气不得外泄，内扰神明，志识昏迷，叉手捻空，口嚃不语，此时疫不语之一条也。

　　治表邪不语，若身表尚热，两足无汗，六脉浮滑数动，或脉沉伏糢糊，治宜辛温发汗，冬三月北方口不干者，可用麻黄汤；若口干者，用羌活败毒散。余三月，不用麻黄，竟用羌活败毒散，佐以石菖蒲、半夏开窍豁痰，禁用寒凉攻下。

　　治里热不语，若身表不热，手足时常有汗，口干唇焦，六脉沉数，宜清其里热，则诸窍通达，导赤各半汤、凉膈散；有

伤寒大白

二二〇

下症者，承气汤下之。

治食气不语，若发热胸满，手足或冷或热，唇不焦，口不渴，右脉滑大不数，或反沉伏，先用吐法，随用理气消滞，如保和散、枳桔平胃散加石菖蒲、白豆蔻。无汗者加干葛、防风；太阳见症，加羌活；少阳见症，加柴胡；若表邪已散，时时手足有汗，便结不通，有下症者下之。

治痰迷不语，若胸膈满闷，恶心呕吐，口不干渴，右关脉滑，按之沉弦不数，治宜二陈导痰汤合平胃散，加枳、桔。亦有用吐法，上涌其痰。若有表邪，加各经散表之药。若表邪已散，手足时时有汗，栀连二陈汤冲竹沥热服。若便结不通，有下症者，竹沥导痰汤加玄明粉下之。

治疫毒不语，先用败毒散散表。若胸前满闷，可用吐法，吐中有发散之义。若肠胃有积热，脉见沉数，当清凉解毒，然亦不可骤用寒凉。古人用败毒散治疫毒，以天地邪气从外而入，仍要从毛窍而出，发散则毒得外出，苦寒则毒抑遏。

**羌独败毒散**

见发热。

**导赤各半汤**

见腹痛。

**凉膈散**

见发狂。

**承气汤**

见便结。

**枳桔平胃散**

即平胃散加枳壳、桔梗。

**栀连二陈汤**

即二陈汤加山栀、黄连。

**竹沥导痰汤**

即导痰汤冲竹沥。

痰结不语，即令有火，亦防寒凉抑遏。此方清火而无凝滞，化痰而不推荡。

**清胃汤**

升麻　生地　山栀　黄连　甘草

膏粱积热，壅结中焦，则诸窍闭塞而言语不出，故以此方清胃热，治其本也。

# 发　斑

发斑症，海藏分四条，一曰温毒，二曰热病，三曰时气，四曰伤寒。至吴氏书，改热病发斑曰阳毒，又增出内伤寒凉、阴症发斑共为六条。然究其实，伤寒热病者多，阴症发斑甚少。即内伤寒冷抑遏，阳火不伸以致发斑，不过用辛温升散之法耳，亦未可遽作阴症主治。就目今所发之斑，只须依海藏四条为正。

一曰温毒。冬时触冒寒毒，至春始发，郁久变热，故以温名。又有冬令应寒反暖，亦名温毒。人感温毒，外冒风寒所束，温气不得发泄，则恶寒拘急，身热足冷，无汗脉浮，或脉伏，宜以败毒散、升麻葛根汤散其表邪，则温毒外泄而脉出汗出，斑气自透。若里有积热，然后用升麻清胃汤、消毒化斑汤清热。

二曰热病发斑，即阳毒发斑，湿热燥火伤人血分，蒸酿发出。其症目赤狂言，咽痛烦闷，斑如纹锦，不恶寒反恶热，初起脉见浮大，先以升麻葛根汤升散阳明斑毒。若脉沉而数，身热不退，随以消毒犀角散、石膏化斑汤、升麻清胃汤清其里热。便结腹胀，下症悉具，以当归大黄丸加柴、葛以下之。

三曰时气发斑，此天时疫毒加临，长幼传染，初起恶寒发热，或耳聋足冷，烦闷下利，呻吟呕恶，此等之斑有表症者，羌活败毒散、升麻葛根汤。已发者消毒饮合升麻清胃汤、化斑汤化之。若食滞中焦，宜消导，忌寒凉。故治疫邪，治无定法。若寒淫所胜，治以辛温；寒湿所胜，治以温燥；湿热所胜，治以苦寒；燥热所胜，治以甘寒，随各年时气以治者。

四曰伤寒发斑，内有积热，外伤暴寒，束于肌表，蒸发红斑，或当汗不汗，当下不下，热毒蕴畜，亦令发斑，每发于十日之外。不论日数，但头痛足冷，恶寒发热，脉浮大，有太阳症，用羌活败毒散。若寒热耳聋，烦闷咳呕，脉见弦数，有少阳症，用柴胡汤。若目痛额痛，鼻干不眠，脉见洪长，有阳明症，用升麻干葛汤。若表散里热，脉大沉数，用解毒化斑汤，升麻清胃汤。若有下症，脉浮弦数，大柴胡汤；脉大长数大干葛汤；脉沉数大，三化汤、大承气汤。

桢①按发斑症，以发出为主。然斑之不出有五：一曰表郁寒邪，二曰积热火闭，三曰内伤冷饮，四曰食滞中焦，五曰痰窒中脘。若外郁表邪，散表则斑出；里壅邪热，清里则斑出；内伤冷饮，温中则斑出；食滞中焦，消食则斑出；痰凝中脘，化痰则斑出。此始发之工夫也。既出之后，若斑痕不化，又看有何症何因。表邪尚在者，发表则斑化；热结在里者，清热则斑化；内伤冷饮者，温中则斑化；食滞中焦者，消食则斑化；痰凝中脘者，豁痰则斑化；便闭不通，腹实胀闷者，行大便则斑化。今之治斑初起，但知升提以发之，那知斑滞不出症因多条。夫发斑用升发忌苦寒，人知之也；化斑用升发忌苦寒，人

---

① 桢：本书作者自称。

不知矣。化斑而用苦寒，忌升发，人知之也；化斑而用消导忌苦寒，人不知矣。至于寒饮抑遏，食滞痰凝，症外之兼症，所当先治，人人忽之矣。夫伤寒从表传里，邪热敛结肠胃者，当立下法。今斑症疫邪，自肠胃而发于外，热邪散漫体中，不肯敛结于肠胃，故但立发表、清里二法，不立承气下行之方。或遇大便不通，立当归大黄丸。因伤寒热在气分，可用承气汤。斑症热在血分，湿火伤血，大便挟热下利，用黄连芍药汤。燥火伤血，大便闭结，用当归大黄汤丸。此设虽发前书之未发，然亦浅而易明者。更有热病发狂，误食荤腥血肉，稠粘胶固，与邪热斑毒结纽不解，唇口焦裂，口臭牙浮，渴不消水，烦热昏沉，最难医救。用保和散冲竹沥、芦根汁润燥消导，不愈，用干葛、石膏治之。唇口燥裂，身热不减，用润肠下顺治之，谵妄愈甚。夫保和散，但能消谷食痰涎，不能消荤腥血肉之油腻。干葛石膏汤，但能清阳明气分无形之热，不能清阳明肠胃血分有形之积热。承气顺肠，但能解下部大肠燥热之结，不能解上焦胃家稠粘湿热之结。是以膏粱厚味积热上冲，常有唇焦口烂，牙龈溃腐，口臭口疳之症，家秘不用葛根、石膏、而用升麻清胃汤重加楂肉，略佐砂仁少许，以行生地之滞，宣发阳明血分积热，实有苦心。以热病与瘢痧，误食荤腥者，必死，余故发此死中求活。总之，斑毒之症，皆阳明积热所致，以其热在血分，故外现红点。古人用升麻干葛汤于初时发斑，人人知也；余以升麻清胃汤继后化斑，人所不知也。至以清胃汤重加楂肉，以救荤腥所伤，佐砂仁行滞，宣发肠胃血中伏热，又法外之法，当互参唇焦门者。夫唇焦口燥，渴而引饮，热在气分，发渴之症，用干葛、石膏，人人知之也；唇焦口燥，渴不消水，脉大不数之症，不用干葛、石膏，而用消导之法，则不知矣。至于斑毒内结，唇焦口燥，热在血分，不渴之症，用升麻清胃汤清阳明血分之热，人都不知也。夫斑毒痧痘初起，用升麻干葛汤，要知妙与白芍药同用，则能宣发血中之伏火。初起不用清胃汤者，以升麻同生地、川连，则凉血太过。今余用于末后化斑，无化早之患，此于升麻紫草化毒汤中参化出来。今后治斑初起，以升麻干葛汤发之，后以升麻清胃汤化之，可为后世不磨之法。古人以犀角地黄汤治阳明血热鼻衄，又以犀角化阳明血热发斑，曰如无犀角，以升麻代之。以其同散阳明血热之药，同解阳明血热之毒，故可以升麻代犀角。然余独以犀角地黄汤浓重，但宜于滋阴症中，若以化斑论之，则石膏、知母、芩、连偏于凉气，失于凉血，犀角地黄汤，偏于滋阴，失于凝滞，不若升麻清胃汤轻清凉血，且发且化又与升麻干葛汤，节次相承之妙也。故余补注，难用犀角以升麻易之，惟不忌凝滞者，犀角地黄汤亦可用也。此升堂入室之工夫。

### 羌独败毒散

见发热。

发斑之症，时行疫毒者多，故用败毒散，先散表邪。

### 解毒化斑汤

大力子　荆芥　防风　川连　桔梗　蝉退　生甘草

斑痧发出，里有热者，当以此方清热化斑。

### 升麻干葛汤

见烦躁。

发斑见太阳表症，当以败毒散。若见阳明症，则以此方升发。用败毒散，散背部斑伏；用升麻葛根汤，发胸面不透，并唇焦口烂，呕吐介齿，此妙里工夫也。

### 消毒犀角饮

桔梗　荆芥　连翘　防风　黄芩　犀角　生大力子

斑疹已出，身热不减，故立解毒汤，治热之重者；立消毒饮；治热之轻者。

**石膏化斑汤**

石膏　知母　人参　甘草　葛根

解毒化斑汤，通治六经里热，此方专治阳明里热。症重者，二方合用。若热极生斑，用凉膈散、三黄解毒汤。

**当归大黄汤**

当归　生大黄　川黄连　甘草

热重便硬，有下症者，立此方凉大肠血热。以斑症属血故加当归，斑症不宜大下，故加甘草。

**大柴胡汤**

见潮热。

**大干葛汤**

见头痛。

少阳表热有下症，当以大柴胡汤双解。若阳明表热有下症，家秘化立此方。有此二法，则少阳双解，阳明双解，确不紊乱。

**三化汤**

大黄　枳实　厚朴

血热便闭有下症者，当归大黄丸下之。若气热便闭有下症，则用此方。加甘草即调胃承气汤。

**犀角大青汤**

犀角　大青　栀子　豆豉

此方即栀子豆豉汤加犀角、大青，能解阳明血中之毒，故为斑症之要药。

**升麻清胃汤**

升麻　川连　生地　丹皮　甘草　木通

干葛清胃汤，清阳明气分热毒，此方清阳明血分疫毒。故斑症口燥唇焦，热而消水，气分热也，用干葛清胃汤；若口燥唇焦，热不消水，血中伏火，升麻清胃汤。大凡膏粱积热，口臭唇焦，牙龈腐烂，多用此方，以荤腥能伤血分耳。加楂肉、砂仁，善消油腻荤腥；加木通，合导赤各半汤，能利小便；加枳壳，合川连枳壳汤，而清大肠积热。邪火伤血，则发癍；湿火伤血，大便泄；燥火伤血，大便结。当归大黄丸，清血中燥火，润大肠结。余化用此方，治燥火伤血，腹痛赤痢，止大肠之泄。

## 温　病

《内经》以冬月天寒，人伤而即病者，名伤寒。若伤而不即病，寒邪郁而成热，至春而病者，名温病。《伤寒论》太阳病发热而渴，不恶寒者，为温病。同言太阳病，以不渴恶寒，名伤寒；以渴而不恶寒者，名温病。然则《内经》所云明温病之原，仲景所云别温病之症，知病原，识症状，知伤寒温病之所以别矣。第《内经》所谓温病者，冬受寒邪，至春始发之温病也。仲景所谓温病者，人感湿热，当时即发之温病也。进而求之，即春之温病亦有三种：有冬伤于寒，至春而成温病者；有冬感温气，至春更感温热，而病温热、温毒者；有非冬感寒，非重感温热，但遇时行温热之邪，而即发温病者。是此而知伤寒不独于冬，四时有暴寒，皆能伤寒者。温病不独发于春，四时有暴热，皆有温热病者，但要明其病原主治耳。桢又悟得伤寒之邪，伤于太阳从表而起；温热之病，感于阳明而入肠胃，自内而发，故温病发热而渴不恶寒者。若先感温热，又冒风寒，而发身痛头痛，恶寒发热而渴者，此太阳有表邪之寒热病，不得名之温热病也，当发表清热和解主治者。故太阳伤寒，用羌活败毒散发表。若太阳寒热病，则用羌活冲和汤和解。阳明伤寒，用葛根汤发表。若阳明寒热病，则用干葛石膏汤和解。若少阳伤寒，用羌活柴胡汤。少阳寒热病，用小柴胡汤和解。若身痛头痛，恶寒发热，口不渴者，乃三时暴感之伤寒症，非温热之症。总之，伤寒外感风寒，里无积热，故初起以辛温散表，不可早用清凉，直待表散里热，方用清里。今温病先感热而病者，故宜清凉和解。惟恶寒身痛，无汗脉浮，表有寒邪者，方用辛凉散表。《活人》云：伤寒者，冬伤于寒即发之寒热病也。冬温者，冬有温气，感而即发之热病也。春温者，冬伤于寒，至春阳气发升，寒邪郁而发热之温病也。风温者，不因冬感寒邪，即于春令，感当时温热之气而病者。然此皆一人自感而独病者。若暴寒暴热，天地之邪气流行，沿门长幼皆病者，此名时疫之病。

### 羌活冲和汤

见发热。

温热之病，阳明经多，然亦有兼太阳者，故立此方和解，以温症用不得麻桂辛温耳。

### 干葛石膏汤

升麻　干葛　知母　石膏　甘草

此方和解阳明表里症，带太阳仍加羌活。

### 小柴胡汤

见寒热。

此方和解少阳表里者，若带太阳表症，加羌活；带阳明表症，加干葛。

**凉膈散**

见发狂。

温病表解里热者，以此方清热；若带表症，仍加表药。

**三黄巨胜汤**

见发狂。

此方治阳毒，故温热重者用之也。若带表症，仍加散表之药。

**三乙承气汤**

见大便结。

温病里热，止须清里。然有热结大肠大便不通者，以此方下之。

## 疫　病

疫邪之症，长幼相似。若一人独病，不染他人者，此人自感，非天灾之疫也。疫症之原不一，如春时应暖而反寒，则有寒疫。冬时应寒反温，则有温疫。推之于夏应热而反凉，秋应凉而反热，应燥而反湿，及久雨之湿，久旱之燥，偏于太过者，则皆可成疫也。《伤寒论》惟注温疫、寒疫，不知六气之不正者，皆能发疫也。故各随时气之不正者主治，则得之矣。总之，时令应暖而反寒，散寒邪即是治疫；时令应寒而反温，清温热即是治疫；应燥而反湿，祛湿邪即是治疫；应湿而反燥，清燥火即是治疫。

寒疫，即时行之伤寒病也。既冒寒邪，当以辛温散表。若内无积热，太阳见症者，冬月北方用麻黄桂枝汤，南方用羌独败毒散等。若表邪未散，即内有积热者，亦止宜羌活冲和汤等和解，未可用清凉。若阳明见症者，冬月北方葛根汤，南方升麻干葛汤。少阳见症者，北方柴胡桂枝汤，南方柴胡防风汤。

若寒邪已散，里有结热，仍照伤寒清里之法。

温疫，即时行伤热病也。热邪带表，当以辛凉解表。太阳见表症，羌活冲和汤；阳明见表症，升麻干葛汤；少阳见表症，小柴胡汤。温疫禁用辛温，若里有结热，凉膈散、三黄汤、人参白虎汤。有下症者，三乙承气汤选用。若表邪未尽，仍要先散表邪，然后清下。

湿疫，即时行伤湿病也。湿邪之症，当分寒湿、热湿。发热无汗，身痛拘紧，口不消水，脉濡而小，此太阳寒湿之症，宜辛温散表，羌独败毒散、羌活胜湿汤。若少阳见症加柴胡；阳明见症加苍术、白芷。发热多汗，口渴消水，脉洪而数，此阳明湿热之症，宜辛凉解肌，升麻干葛汤合神术汤。若兼有太阳表症，合羌活冲和汤；少阳见症，合小柴胡汤。

燥疫，即时行伤燥病也。燥热之症，多伤手阳明大肠、手太阴肺，故燥火之症，每多烦渴喘逆，当用清燥之药，如人参白虎汤、清燥汤等，切忌温燥，又不可发汗、利小便，重亡津液。又不比内伤之燥，可用滋阴凝滞。

**麻黄汤　桂枝汤**

见恶寒。

**羌活败毒散**

见发热。

**双解散**

见发狂。

寒疫可用辛温，若温热之疫，即有表邪，止用此方辛凉双解。

**干葛石膏汤**

见寒热。

太阳温疫，当以双解散治之。阳明温疫，则以此方双解。若兼少阳，合用小柴胡汤。

### 凉膈散

见发狂。

温疫病有表症，当以前方双解。若表邪已解，当以此方清里。

### 知母石膏汤

知母　石膏　粳米　甘草　麦门冬

凉膈散，通治上焦里热。此方专治阳明胃热。若下部有热，再加清下部之药。

### 三黄汤

黄连　黄芩　大黄

前二方，治上焦温热。若三焦皆热，大便燥结，当用此方。

### 六一散

夏令湿热温疫，当用此清利湿热，从下窍而出。

### 神术汤

防风　熟苍术　石膏　甘草

湿热疫邪，当分表里主治湿热在里，用寒药以清热，淡药以利水。若湿热在表，用风药以散湿，燥药以胜湿，佐以石膏、甘草，则湿热尽去。

### 苍术防风汤

风湿疫邪，散表为捷。防风胜湿，苍术燥湿。兼寒者，加热药；兼热者，加寒药。此二语开无穷之悟。

### 术附汤

熟附子　白术

寒湿疫邪在表者，宜用辛温散湿。若里有寒湿，当以此方主治。

### 人参白虎汤

见潮热。

燥热疫邪，肺胃先受，故时行热病，见唇焦消渴者，即用此方。

### 清燥汤

见喘逆。

阳明燥热疫症，用前白虎汤。若燥伤肺气，而见发热喘嗽，则以此方清肺。若阳明燥热，上冲刑肺，二方合用。

## 夹　食

《伤寒论》胸满条，有烦热胸中室，用栀子豉汤；又有胸中痞硬，气冲咽喉不得息，当吐之。此二条，言胸前胃家满闷，一以清胃热，一以吐胃痰主治也。至心之下、腹之中硬满，则曰脉浮而大，心下反硬，有热属脏者，攻之。又云从心下至小腹，硬满而痛，大陷胸汤主之。此二条，一言心腹硬满，用承气下肠胃燥屎。一言心下至小腹硬痛，用陷胸汤下胸腹痰饮。至论病后新瘥，强与谷食，故令微烦，当损谷则愈。此言病后食复之症也，舍此别无。食滞中焦，胸膈饱闷，而用消导之法。不知今之患伤寒热病，癍疹疫毒，因食滞中焦，凝结胃阳，不能敷布作汗，内外结纽，互相蒸酿，久热不解，至死者比比，良由世有夹食伤寒之名，前贤未有夹食治法。余今参悟方法主治。夫食滞中焦，外冒表邪，病因不一。有先因感冒，而食滞不消者，此因感冒停食，外感为本，食滞为标。有先因食滞，感冒风寒，食滞为本，外感为标。二者虽有标本之分，然当择其急者先治。二者皆急，当以二者并治。古人云急则治标，人多错解。此言重在急字，言治病当先治本，若标病急，当舍本先治标矣，若不急，仍先治本。进而详之，更有说焉。例如表热食滞，必得表汗外出，表热外解，则食始消。不知欲发表邪，必得胃阳敷布，方能作汗，故以一半消食，一半发表治之。若胃气冲和者，则能作汗外解。若痰涎食重，胶固胃中，而以表里和平治之，则不应矣。于是家秘立保和散细研为末，以散胸前凝结，又以升阳解表汤煎汤调服，蒸助胃汁，则作汗外解。若表邪未解，表热方盛，食滞不消，而里已热结，且唇焦口燥，用不得快膈末药者，则以前方同煎，以汤润燥。夫胸前食滞，胶固不开，不用消化，则热久神昏，必至于死。消化之药太燥，则热得燥而燥愈甚，亦必至死。用润不及，则偏于燥而热不减；用润太过，则偏于润而结愈固。仲景用山栀豆豉汤，治里有烦热，不能作汗外解。河间又发豆豉、石膏、滑石，同葱白能发里热无汗之症，均有至理。家秘用保和散以消胸膈痰食，多冲竹沥、萝卜汁，以其润而不燥，寒而不凝，不独能消痰食。且燥火闭郁，非此不清，燥热无汗，非此不润，平淡切病，常能起回生。惟荤腥食重，抑遏表邪者，多有不应。若斑痧疫毒得荤腥者，百无一生。以疫毒得荤腥厚味，则凝伏不出，肠胃必腐，后下血水，更重于他病耳。故治夹食，必互参斑毒及唇焦胸满，方能得手。

**家秘保和散**

半夏　厚朴　枳壳　香附　楂肉　莱菔子　麦芽　川连豆蔻　石菖蒲

上为细末，白汤炮服。有燥热，冲竹沥、萝卜汁，或煎汤以服。

此方消痰化滞，家秘治胸满寒热，夹食夹痰，先服此方，随服后方升阳解表汤。若表里并急，前后二方合用，古名保和丸。然胸前凝结，必须散以散之，汤以荡之。若丸以缓之，则胸前愈加填满。

### 升阳解表汤

升麻　葛根　羌活　防风　柴胡　枳壳　厚朴　广皮　甘草　半夏

此方升发胃气，敷布胃阳，作汗散表，家秘治发热胸满，表邪不解之症。若表症重者，先服此方散表。若表里皆重，前后二方合服。五味以散表，五味以宣散。胃阳敷布作汗。古人以一味表药，一味凉药，和解表里。又以一半散表，一半清里，双解表里。今家秘化立此方，和解夹食外感，以开化方比例之妙法。

## 痉 病

强直反张之病，名痉病。按痉病与伤寒相类，但多项背反张为异。治分表里阴阳、虚实寒热。《金匮》以太阳发热，无汗恶寒，名刚痉；发热有汗不恶寒，名柔痉。此以有汗无汗，别寒湿伤营、风湿伤卫而定名者，虽不明言发汗解肌，然细玩首章原文，以有汗无汗立说，仍暗度金针①于太阳伤寒发汗解肌同条处治。但痉病不独在冬月，三时皆有者，故不明示麻桂辛温，发汗解肌。又因痉劲强直，多有营卫不充，外冒外淫致病，用不得大汗发表。故下章云：太阳病，发热脉沉而细者，名曰痉，为难治。盖言太阳发热之痉，惟以散表为正治，今以脉沉而细，用不得散表，则难治矣。是此可见太阳发热之痉，设脉浮紧而大者，仍可用散表方法而不曰难治矣。下文又言太阳病

---

① 暗度金针：比喻暗中传授秘诀。

发热无汗之病，本宜发汗，若脉沉而细，大发其汗，因汗太多，亦能致痉。若发热有汗之中风症，脉沉而细者，下之亦能致痉。疮家虽身疼痛，若脉沉而细者，误发汗亦成痉。即太阳病症备，若脉沉迟，止用瓜蒌桂枝汤。再三告戒，脉沉而细者，汗下俱禁者也。然下文云：太阳病无汗，而小便反少，气上冲胸，口噤不得语，欲作刚痉，葛根汤主之。按此条但言无汗，不言脉沉细，故仍用葛根、麻黄，以发太阳阳明之表，明示首章发热无汗反恶寒之刚痉，若脉不沉细，仍用发表治法。下文云：痉为病，胸满口噤，卧不着席，脚挛急，必介齿，可与大承气汤。按此条不言无汗，不言脉沉细，明示首章发热有汗之柔痉，若脉不沉细而实大，仍可用大承气汤以下者。首章恐痉病之脉有沉细者，即无汗表症之刚痉，亦用不得麻黄汤。即有汗发热之柔痉，亦用不得桂枝汤。此章恐发热无汗，脉大不沉细之刚痉，应汗失汗，故复立葛根麻黄汤。又恐发热有汗，脉数不沉细之柔痉，应下失下，故复立大承气汤。两面告诫，可见仲景惟以病之无汗有汗，脉之浮细浮大，沉细沉实，端的表里虚实，详示发表攻里者也。海藏有口噤，背反张，名太阳痉；低头下视，名阳明痉；一目左右斜视，手足搐搦，名少阳痉。其意欲以背为太阳，胸前为阳明，目之斜视左右为少阳，以定经络。然项强之症，属阳明者多，而阳明之脉入目，阳明之脉左右交加，两目亦能斜视，未可以此为定论。丹溪有人参、竹沥主治者，此因内伤痉病，血液枯燥，经络不润成之故耳。薛新甫有泻青丸、异攻散、六味丸、逍遥散、四物归脾、三乙承气，家秘用舒筋汤等，此皆内伤痉病，分别虚实补泻，而非外感六淫致痉之条也。今余详著仲景之痉病于前，次述三公之论于后，则外感六淫，内伤致痉诸条皆全矣。余读《伤寒论》，见仲景以冬月伤寒立论，但傍及风湿、风温，而不及三时之寒热等病，读《金匮》痉病论，见以中湿、湿热、中暍等症，次列于后。余今著《伤寒大白》，比例《金匮》痉病论，先以伤寒、寒热、温热病立论卷首，兼以发斑、夹食、痉病，次附于后，则外感致病诸条皆全矣。

## 阴厥阳厥

按厥逆、厥冷、四逆，一也。阴阳二病，皆能发厥。然阴厥易明，惟阳厥有阳邪内传阴经，脉数沉细，误认阴寒者；有阳邪内传阳经，冷汗时出，误认阴寒者；有表邪内伏，身冷无汗，脉伏不出，误认阴寒者。不知阴寒起病，身不发热，口不作渴，二便清利，神气清爽，手足厥冷，不能举动，六脉沉迟不数，此阴经寒厥之症。《伤寒论》以四逆汤、干姜甘草汤、吴茱萸汤等，治气分火虚厥冷；于恶寒门有当归四逆汤，治血分冒寒；又立芍药甘草附子汤，治血分恶寒。类于厥冷，即可推此以治彼。以上治阴经阴厥之法也。若初起发热恶寒，热久不凉，渐至手足皆冷，又或热片时，神昏不语，或独语谵妄，身虽厥冷，手足仍能举动，大便或闭或泻，小便赤涩，甚至自遗不觉，其脉沉细而数，此阳热传入三阴，乃阴经阳厥之症，用寒药则碍厥冷，用热药则碍阳邪，故仲景用四逆散疏通胃阳，阳气外达，待厥愈足温，再清其热。若初起发热，自汗烦躁，至八九日忽然四肢厥冷，口燥唇焦，烦渴引饮，神昏不语，扬手掷足，身虽厥冷不欲衣被，冷汗常出，脉大沉数，或数时一止，此阳邪传入三阳，乃阳经阳厥之症，宜河间凉膈散、白虎汤、黄连解毒汤，清内伏之热外发，则手足温暖。然后看里有结热者，再清之。有下症者，三承气汤选用。若初起恶寒发热，六脉或浮大，或沉伏，烦躁伸吟①，忽尔手足皆冷，此表汗不出，表邪内伏之厥冷，宜升阳散火汤、羌独败毒散发散表邪，则汗出厥愈。以上三条治阳厥之法也。另有夹痰、夹食、夹气，填塞中脘，升降不通，胃阳不得四布，亦令人手足厥冷，宜用消导痰食，导痰汤、保和散再加开豁之药。

### 升阳散火汤

升麻　葛根　羌活　独活　柴胡　白芍药　防风　甘草

里热见厥，用凉膈散等。表邪内伏厥冷，以此方升散。

### 羌独败毒散

三阳表邪内伏，用升阳散火汤。太阳表邪内伏，则用此方。

### 黄连解毒汤

黄连　黄芩　黄柏　山栀

热在上焦而厥，用凉膈散。热在中焦，用白虎汤。若三焦皆热，则用此方。

### 大承气汤

见大便秘结。

### 甘草干姜汤

甘草　干姜

此条本是阳症，因表虚脉浮，卫虚自汗，又误汗复亡其阳，故便②厥；误下复竭其阴，故咽中干，烦躁。若用温复阳，则碍咽干烦躁；用寒，则碍厥冷。故此方以干姜暖中，甘草缓急，待其胃阳敷布，厥愈足温，然后作芍药甘草汤，调和阴血。

### 芍药甘草汤③

---

① 伸吟：呻吟。
② 便：昌福本作"使"，义胜。
③ 芍药甘草汤：《伤寒论》组成无"石膏、荆芥"。

卷之四

二三七

芍药　甘草　石膏　荆芥

此方妙法，妙在石膏、荆芥辛凉上焦，润其咽干烦躁；又藉其辛凉入血，助芍药、甘草下缓肝急，使其脚伸；脱去干姜辛热，以防胃热谵语，微露下文用调胃承气汤，复清胃热。

### 调胃承气汤①

大黄　枳壳　厚朴　甘草

复阳太过，不耐辛温，胃热谵语，暂用此方。

### 四逆散

柴胡　白芍药　枳实　甘草

三阳表邪内伏，四肢厥冷，升阳散火汤等发之；热邪内传，四肢厥冷，凉膈散等清之；三阴脏寒而厥冷，以四逆汤等温之。今本是阳症，因热邪内传阴经而厥冷，故以柴胡、白芍药疏通肝胆，伸阳气外达，则肝主四末而四肢自暖；又以枳实、甘草疏通阳明里气，伸胃阳外布，则胃主手足而手足自温。此方分治阴经阳厥，与阳经阳厥不同者。

### 凉膈散

见发狂。

### 白虎汤

见潮热。

### 吴茱萸汤

见恶寒。

### 白通猪胆汤

厥冷有脉，用四逆汤。脉伏，加葱白以通阳气。阴极发躁，加胆汁以监制。家秘恐凝浊，易川连少许，宗连理汤法。

---

①　调胃承气汤：《伤寒论》组成无"枳壳、厚朴"，有"芒硝"。

**当归四逆汤**

当归　白芍药　桂枝　细辛　通草　甘草　大枣

此治血虚冒邪，不能发汗外出。例如气虚冒邪，而用人参败毒散、参苏饮。

**麻黄升麻汤**①

麻黄　升麻　知母　石膏　当归　芍药　黄芩　甘草

此治误下邪伏，故用升散法从表发出。以知母、石膏、黄芩清里热，以归、芍引入血分至深之处。家秘加羌活，去麻黄，以其咽喉不利吐脓血耳。

# 足　冷

《伤寒论》有先发热后发厥之阳厥，又有初起不发热即见逆冷之阴厥，此人人知之也。至发热之症，表邪内伏，上身热而两足独冷；痧沙内伏，上身热而呕吐足冷；即身热多汗，脉见沉数，口舌生胎而两足独冷，此前书未有。不知寒邪初伤，未曾发热，乃有足冷。若上身发热，则一人之身，岂有两足独冷之理？且冬寒之时，无病人常有足冷。若伤寒已经发热，即冬月手足亦应温热。若两足尚冷，即为表邪未伸，热邪未得发越。况热令之时，人之手足皆暖，岂有上身发热，两足反见独冷乎？家秘用羌独败毒散解表，以足冷之表邪，惟独活可解耳。若失用独活，虽用发表，下部之邪终不散，重则变症，轻则缠绵，即令愈后，恐防痿痹绝足。故凡汗出而身热不解者，非里热即表邪。若里有结热而发热不凉，必是遍身时时有汗。若身大热而烦躁足冷，断非

① 麻黄升麻汤：《伤寒论》组成尚有"葳蕤、白术、干姜、天门冬、桂枝、茯苓"。

卷之四

二三九

里热，必是表邪未散，或瘀沙未出。若是热深、厥深之里热症，必然遍身皆冷。今身热而足独冷，必是表症未解。故凡烦闷喘呕，身热足冷，便是发瘀之候。余治热令之热病，无论有汗无汗，脉浮脉沉，一见身热足冷，乃改常之重症，故从症不从脉者，如是治法，或有汗出而愈者。或先有寒凉抑遏，一汗不能全解，连作三四次汗而愈者。惟瘀毒久遏，凶多吉少。然瘀色鲜明，亦有不死，惟荤腥食重，抑遏瘀沙表汗者，多不能生。常见夏秋热症之人，内有积热，外冒表邪，又被饮食寒凉抑遏胃阳，阳明邪热不得发越，但头汗遍身无汗。又有瘀痧疫毒，抑遏胃阳，亦不能宣扬外发。余常以枳壳、厚朴、广皮三味松发胃气，又以柴胡、葛根、防风三味宣散表邪，有表邪者汗必出，有瘀毒者瘀亦现。因此悟得但头有汗，遍身无汗之症。方书以水饮、畜血、中焦不得宣通主治，例如湿邪凝结，用苍术、厚朴、葛根、防风；寒邪凝结，用生姜、羌活；热邪凝结，用黄连、枳壳；食积凝结，用麦芽、豆蔻；痰饮凝结，用半夏、石菖蒲。要知枳壳、豆蔻、香附、砂仁，为胸前之总司，葛根、升麻，乃宣扬胃气，手足温暖，遍身热越，汗出表解，故宣扬胃气，乃发汗之妙法也。按足冷与面赤皆系表邪，然面赤色在上部，人人知之；足冷在下部，人多忽之。故余特补著。然治足冷，互参发瘀、夹食治法，故升麻解表汤，家秘通用者。

**独活汤**

独活　防风　柴胡　葛根　广皮　甘草

身痛，加羌活；胸满，加枳壳；呕恶，加半夏、厚朴、白豆蔻、川黄连。

**和胃透肌汤**

厚朴　枳壳　广皮　柴胡　葛根　防风

足冷皆系表邪，但未明表汗瘢痧，故立一举两得之方。

**升麻解表汤**

见夹食。

# 校注后记

## 一、版本考证

据《中国中医古籍总目》《中国医籍考》等书所载，《伤寒大白》一书共有八个版本，分别是清康熙五十三年甲午（1714）陈氏其顺堂刻本、清康熙五十三年甲午（1714）博古堂刻本、清康熙五十三年甲午（1714）刻本、清光绪九年癸未（1883）刻本上海味兰书屋藏版、清光绪十年甲申（1884）还读楼刻本、1915年成都昌福公司铅印本、1922年吴门殷氏宁瑞堂石印本、滋兰书屋抄本。我们分别到上海中医药大学、上海市图书馆、上海生命科学信息中心图书馆、中国中医科学院图书馆、中国中医科学院中国医史文献研究所图书馆、陕西中医药研究院图书馆、河南中医学院图书馆进行了版本考察与调研工作，共查阅到七个版本，十八种图书。通过对这十八种图书进行仔细地比对和相关研究，本书现存版本情况基本理清。其一，《伤寒大白》的现存版本中，八个版本皆为同一版本系统。其二，该书初刻本为清康熙五十三年（1714）陈氏其顺堂本。该版本牌记曰："云间秦景明从孙皇士先生著，康熙甲午年镌，伤寒大白，女科切要即出，其顺堂陈藏版。"此版本虽有四册、八册之分，但版式、字体、半页字数等皆同，应为同一版本。其三，《总目》中所载"清康熙五十三年甲午博古堂刻本""清康熙五十三年甲午刻本"，其实皆为"其顺堂本"，只是由于著录书目的人员依据不同，才著录成不同版本。虽然"博古堂"本牌记为"博古堂藏版"，但卷内书口却刻为"其顺堂"，且字体、版本格式相同，疑为书商改换旧版，重新刷印所致。因此，此书实际上只有六个版本。其四，《总目》记载清康熙五十三年甲午刻本馆藏地为上海生命科学信息中心图书馆，但实地调研该馆并无此版本。《总目》记载清光绪九年癸未刻本上海味兰书屋藏版馆藏地为中国中医科学院中国医史文献研究所图书馆，但实地调研该馆并无此版本。

## 二、《伤寒大白》的学术价值及影响

《伤寒大白》是 18 世纪初一本很有价值的伤寒类著作，为清代医家秦之桢所著。书成之后，即有人评价此书曰："词句分明，治法中病，果然大白也，切要也。""实能生死人、免夭折者也。"可见，此书在当时已经有一定的影响。

全书共四卷，卷首总论伤寒病的诊断和治疗原则。秦氏认为《伤寒论》创立了外感病的辨证体系，强调辨病与辨证的有机结合，重视症状之变化，因此他主张以证汇论，从症状着手，才能阐发仲景辨证论治之心法。故在此书中，他将错综复杂的六经之病、397 证归纳为恶寒、发热、身痛、头痛、咽痛、烦躁、谵语、蓄血、无汗、自汗、下利等 55 种病症，分列于四卷之中。以证为纲，按证归类，并对不同症状进行对比，是其行文的一大特色。如以恶寒与不恶寒、口渴与不渴、鼻塞与不塞、脉浮缓与脉浮数来鉴别太阳中风与风温。

《伤寒大白》一书汇集了《内经》《证治准绳》《原病式》《明理论》及刘完素、张子和等许多医家的成果，在《伤寒论》原文下都附有注释，或辨前人注释之讹误，或以己意阐发原文，阐幽发微，言之切要。阮士军在《试评〈伤寒大白〉的学术思想》中认为"补亡拾遗，重视条文移正，辨别前注之偶讹，是《大白》的重要贡献"。如在解释《伤寒论》第 71 条时说：

"此章分别不可用五苓散，宜用五苓之法。上段言'发汗后，大汗出，胃中干，烦躁，欲饮水，无脉浮、小便不利'句，但可与饮水，焉可用五苓？下段多'脉浮小便不利'之句，焉可不用五苓？前贤见一方在末句，皆注总治全章，误也。"另外，《伤寒大白》不落窠臼，阐发心旨。如书中指出治疗伤寒热病当分表邪、里邪、兼有表里邪三种情况，就很有见地。

《伤寒大白》一书对于温病学的发展也做出了贡献。在书中，秦之桢总结了《内经》和《伤寒论》对温病的观点。他说："《内经》以冬月天寒，人伤而即病者，名伤寒。若伤而不即病，寒邪郁而成热，至春而病者，名温病。《伤寒论》太阳病发热而渴，不恶寒者为温病。"然而，《内经》所说的是温病之原，仲景论述的是温病之症。因而，秦之桢认为，进一步来说，"即春之温病亦有三种：有冬伤于寒，至春而成温者；有冬感温气，至春更感温热，而病温热、温毒者；有非冬感寒，非重感温热，但遇时行温热之邪而即发温病者。是此而知伤寒不独于冬，四时皆有暴寒，皆能伤寒者；温病不独发于春，四时有暴热，皆有温热病者。但要明其病原主治耳"。董锡玑、韦大文在1996年第1期的《河南中医》上发表《温病之新感与伏邪探源》一文，认为"新感温病正式扩展于四时始自秦氏"。

然而，秦氏在书中一味强调以长沙为南北的界线，认为麻黄、桂枝北方可用，南方不可用，就显得比较片面、机械。

该书本仲景之法，而不拘其方药；遵仲景之八纲辨证，又不泥六经之疆界。既从有字处解析条文，阐明精义；又从无字处注疏原文，发挥经旨。文字简洁明了，便于初学者，使读者能执简驭繁，果然不失"大白"之名。

### 三、其他问题的说明

整理古籍，本不能校注过于繁琐，妨碍读者阅读。然而，因为《伤寒大白》一书是对《伤寒论》的注解阐发，该书的写作形式为先列出《伤寒论》之原文，然后于下逐条诠释，因此，对《伤寒论》原条文和《伤寒大白》中所列条文一一进行比对，探讨其异同，无疑具有一定的意义。其次，目前国内留存的《伤寒大白》皆属于同一版本系统，不利于各版本之间的比对、校勘。为了使本次的整理工作更加完整、准确，我们以宋本《伤寒论》为本次整理、校注的旁校本及主要参考书。故此，我们做了大量工作，把《伤寒大白》一书中所引用的《伤寒论》条文、药方，逐条、逐句和原文比对，凡是和《伤寒论》原书不一致的地方，一一标出。如果和原条文意思出入不大，就没有出校记；如果有较大差异者，一一出校语说明，以便于读者查阅、参考。

# 总 书 目

I

卫生编

袖珍方

仁术便览

古方汇精

圣济总录

众妙仙方

李氏医鉴

医方丛话

医方约说

医方便览

乾坤生意

悬袖便方

救急易方

程氏释方

集古良方

摄生总论

辨症良方

活人心法（朱权）

卫生家宝方

寿世简便集

医方大成论

医方考绳愆

鸡峰普济方

饲鹤亭集方

临症经验方

思济堂方书

济世碎金方

揣摩有得集

亟斋急应奇方

乾坤生意秘韫

简易普济良方

内外验方秘传

名方类证医书大全

新编南北经验医方大成

## 临证综合

医级

医悟

丹台玉案

玉机辨症

古今医诗

本草权度

弄丸心法

医林绳墨

医学碎金

医学粹精

医宗备要

医宗宝镜

医宗撮精

医经小学

医垒元戎

医家四要

证治要义

松厓医径

扁鹊心书

素仙简要

慎斋遗书

折肱漫录

丹溪心法附余